JN079413

薬剤師の未来進行形

対物業務を超えて、
世界標準の薬局を
目指して──

若子直也 著

Naoya Wakako

薬事日報社

前書き

　本書を手に取ってくださり，ありがとうございます．本書はカナダの西海岸，ブリティッシュコロンビア州の州都ビクトリアで薬剤師をしていた2017年8月から業界紙『薬事日報』に不定期連載していたコラム「薬剤師の未来進行形〜世界標準へ〜」に加筆修正をしたものです．さらに有識者らとの対談を交えることで，読者の深い理解を目指しました．

　私がカナダで安穏な生活を楽しんでいた2015年，厚生労働省から「患者のための薬局ビジョン」が公表されました．これを読んだ私は，医薬分業を進めた政策誘導がさらに大きく舵を切り，薬局と薬剤師を取り巻く環境が激しく変わるはずだと考えました．同時に，日本とカナダを何度も往復した自分の経験が役に立つかもしれないとワクワクしていたことを思い出します．

　しかし度重なる診療報酬改定の結果として，薬局は以前ほど利益率の高いビジネスではないものの，かつて私が警鐘を鳴らしたほどの危機的なスピードで薬局と薬剤師が追い詰められてきたわけではないようです．厚労省幹部が口にしていた「国は急発進・急ブレーキはできないのだ」とは名言．それならば，全国にコンビニよりも多く増えた薬局を超高齢社会のインフラとして地域医療でさらに活用するために，薬剤師が自ら汗をかけば良いと思い至るようになりました．

薬剤師になって芽生えた疑問

　かく言う私自身も4年制の薬学部を卒業後に薬剤師免許を取得し，振り返れば15年以上，薬剤師として生計を立ててきたことに気づき，奇妙な驚きを覚えます．

　2002年に京都大学総合薬学科（当時）を卒業し，科学の面白さに惹かれ修士課程に進みました．その頃は，卒後，保険薬局，病院勤務を目指す学生は母校ではほとんどいませんでした．修士課程の修了者の半分は製薬企業の研究開発へ，残りの半分は大学でアカデミアに，その残りの珍種である私は“薬局”へと向かいました．

　京都府宇治市にあるのどかな地に巨大な敷地を確保した京都大学化学研究所で分子生物学の研究に学生として携わり，当時日本薬学会の会頭だった杉浦幸雄教授に師事しました．しかし相変わらずのblack sheep（変わり者で厄介者の意）の私は海外へ出たくて，その思いを主軸に自分のキャリアパスを描きながら実験を繰り返す日々でした．

　ポスドクとして海外に出るまで研究に従事する道はあれども，方法論としての科学を学んだ後には原著論文を積み重ねることに対する情熱はないと悟った私は，科学の成果である特許技術を扱う弁護士になることをアメリカで目指そうと大まかな方向性を決めました．その準備期間として資金を貯めるべく地方都市の保険薬局へ就職するという，極めて不純な動機で薬剤師のキャリアへと足を踏み入れたのです．

　在学中は4年制だった国立大学の薬学部では，薬剤師を養成するカリキュラムは充実しておらず，しかし卒後は薬剤師免許保持者というだけで薬局の現場に立つことが許された時代でもありました．生意気なこの新卒薬剤師がトイレ掃除，レジ打ち，ピッキ

ング，一包化，監査，薬剤の交付と服薬指導に薬歴書きなど，調剤室内外での業務を一通り理解した後に強烈に感じ始めたのは，薬局と薬剤師の存在意義に対する疑問でした．

　なぜ薬局には処方箋を持った患者しか来ないのか？ ラグビーチームのようにスピーディに薬を用意し，快適な待合室を提供するなどのカスタマーサービスを競う一方で，なぜ薬の専門的な知識を駆使した介入の機会が非常に少なく，形式的な情報提供を行うことしかできないのか？ 個々の有能な人たちはさておき，4年（現在は6年）も薬科大学で薬のことを勉強し，国家試験に合格した優秀なはずの薬剤師は全体として測定できるアウトカムや明らかな職業的価値が見えにくく，国民から信頼と尊敬を受けていないことに強い違和感を覚えていました．

カナダで薬剤師になる

　国内の保険薬局，ドラッグストアで勤務しながら渡米へ向けて英語の勉強や貯金に励みながらも，薬剤師不要論についての悩みは払拭できませんでした．準備期間を終えて東京の複数の特許事務所から内定をもらい，その後のアメリカ行きに思いをはせて野心に燃えていた頃，ふとしたきっかけでアメリカでは医療において薬剤師が非常に大きな権限を持っており，数ある医療職の中でも最も信頼される職業として活躍していると知ることになります．それを自身の目で『確かめたい』『経験したい』という思いを強く抱くようになりました．

　その頃はアメリカやカナダで薬剤師になった先輩方の情報がブログなどから簡単に見つかる時代ではなく，読み書きは得意だったとはいえ，パソコンの画面を睨んで英語の原文から情報を集める作業は簡単ではありませんでした．この後に渡航先は紆余曲折を経てアメリカからカナダへと変更になりましたが（読者の皆さ

んと同様,「同じような国々でしょ?」と思っていました.全然違います),日本語を母国語とする外国人としては,ほぼ最短の約1年半で念願の薬剤師免許をカナダで取得することができました.

日本とカナダにおける薬剤師の業務の大きな違いを一言で表現すれば,その職能の広さにあります.例えば,処方箋上の薬物療法の用量や用法を独自の判断で変更し,その効果を最大限に引き出します.さらに,公的医療保障や民間医療保険のフォーミュラリーに精通し,医師の処方傾向を費用対効果が高い選択肢へと誘導することで医療財政の健全化に貢献しています.薬局も,処方箋調剤だけ,OTC販売だけに特化することは許されません.両方にベストを尽くす.これ一択しかありません.薬剤師は地域で最もアクセスの良い医療者として信頼され,国民の健康や軽医療に関する相談を一手に引き受け,ワクチン接種や禁煙療法も担当しています.

カナダで薬剤師になった私が思うこと

実際にカナダの薬局で勤務し,薬局を管理し,オーナー薬剤師として薬局の開設に関わり,地域医療における薬剤師のダイナミックな活躍を目の当たりにしました.すると,カナダの薬局で対物業務を担当するアシスタント(無資格)やテクニシャン(要免許)の仕事が,日本の薬剤師の業務内容の大半とぴったり重なることに気づきます.薬を間違えなく取り揃え,粉薬を分包し,一包化の薬を監査して軟膏を混合する.これらは太平洋の向こうでは高卒の若者が大学入学前のアルバイトでする仕事か,短大相当の1〜2年のプログラムを終えて国家試験を通過した人たちが担当する業務です.薬剤師の仕事ではありません.

医療でもICT化が進みスマホで簡単に情報が得られる時代,薬剤師にしかできない仕事は何でしょうか? 医療そのものを体現

する医師とは違い，薬剤師はこの点を忘れずに，常に自らの存在価値を探し証明し続けなければいけないと思い始めました．

　日本の薬剤師の職能を拡大しなければいけません．さらにそれが可能であると訴えてきました．アメリカでは，ヨーロッパではと出羽守になるつもりはありません．

　本書では，日本で導入が検討されるリフィルやフォーミュラリーを通した処方提案・変更などが薬剤師の業務をどう変えるのか，そして薬局の経営にどのようなインパクトを与えるのかを描きつつ，薬剤師の職能と薬局の機能拡大を妨げている要因を分析し，具体的な解決策を模索しています．薬局と薬剤師の存在意義がいよいよ深刻に疑われ始めた今，地域医療における薬剤師のあるべき姿を読者の皆さんと一緒に考えたいと思います．

　対物業務を超えたその向こうにあるもの．本書を読み進めるにつれ，それが1人ひとりの薬学生，薬剤師たちに見えてきたとすれば，そしてアクションを起こすきっかけとなれば幸いです．

2020年12月

若子 直也

目　次

3　薬局・薬剤師が主体的に活躍する時代へ

1

薬剤師の職能を
拡大する
ビジョンと戦略

対談1 若子直也 × 岩月 進氏（愛知県薬剤師会会長）

薬局・薬剤師の課題と将来展望 → p.45

移民を受け入れる国で
外国人が薬剤師をする

　ご存じのようにカナダは移民の国であり，人口約3800万人のうち約2割を移民が占めています．同国では高いスキルを持った人材（skilled worker）を労働人口として受け入れる政策を継続しています．特に中道左派政党の自由党（Liberal Party of Canada）が政権を取ってからの5年間は特にこの政策を強化し，2019年に新たに受け入れた移民は約31万人に上ります．労働市場の需給バランスには時期によるトレンドはありますが，資源国であるカナダでは掘削に携わるエンジニアなどは常にウェルカムなようです．

　私が渡航した時点では，医療職の中でも薬剤師が一時的に不足していたことも追い風になったのかもしれません．日本人である私は，カナダにとっては外国の生まれであり，かつ国外の薬学部を卒業していながら，カナダの薬剤師国家試験に合格して薬剤師

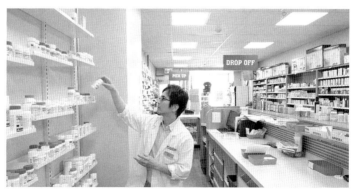

写真1　カナダの薬局で勤務する筆者

免許を取得しました．厳密にはブリティッシュコロンビア州（以下，BC州）の薬剤師免許を所有しているため，例えば大陸の向こう側，トロントがあるオンタリオ州で勤務したければ，薬事関連法規の小試験に合格するなどの一定の条件をクリアしなければなりません．

2015年と少し古いデータですが，政府系シンクタンクのレポートによれば，カナダ全土で約30％の薬剤師がカナダ国外の薬学部出身，つまり大雑把に言えば外国人です[1]．4人に1人の薬剤師が外国人というとかなり高い割合に感じますが，トロントやオタワなど若い労働人口が流入しやすい大都市を複数抱える州になると，この割合は40％を優に超え，実に2〜3人に1人の薬剤師が外国人です．

日本でも首都圏のコンビニなどで外国人労働者が増え続けていますが，これは単純労働（在留資格名は「特定技能」）に従事する外国人労働者を受け入れる政策の結果と言えます．これに対してカナダのskilled workersは医師，弁護士，ハイテク技術者などの人々です．つまり薬を扱う医療者であり，またカナダでは社会的信頼が絶大な薬剤師という職業で，このような状況が生まれていることを想像することは，少し難しいのではないでしょうか？

後述するように，北米諸国では薬剤師の育成，免許付与と懲罰，免許はく奪や薬局開設の許可・取消などの薬事行政は職能団体により司られています．これは言わば薬剤師による薬剤師の管理団体であり，独立行政法人のように活動し，法の細則を自律的に調整しながら薬剤師と薬局を通して公衆衛生の向上と増進に努めています．この職能団体が薬剤師の全体数についてのビジョンに基づき，外国人の割合が高すぎず低すぎず推移するように調節してきた結果として，カナダで多くの外国人薬剤師が活躍する時代になったのです．

外国人がカナダで薬剤師になるには？

　では，移民を受け入れる彼の国で外国人が薬剤師になるには，どのようなプロセスを経るのでしょうか？

　最も資金，時間と労力がかかる方法は，現地の薬学部に入学する道です．同僚のカナダ人の薬剤師から聞いたところによると，カナダの高校を卒業していても，薬学部への入学は非常に困難だそうです．入学に際しては志望動機の説明と医療機関でのボランティア時間のアピール，高校時代の学業成績の審査，厳しい面接と小論文が課せられるとのことで，狭き門であることは間違いありません．一定の国の薬剤師免許を所有していると，カナダで薬学部に入学することなく，直接，薬剤師国家試験を受験できますので，多くの日本人薬剤師にはこちらをお勧めします．

　一般的には，カナダの薬剤師免許を取得するためには，最短で約1年半の歳月が必要となります．その過程は，英語が母国語でない場合，申請書の提出と書類審査から始まります．厄介なのは，書類審査で出身薬学部，薬科大学の教育課程がカナダのそれと同等かを審査されることです．例えば，日本で新設の薬科大学を卒業して日本の薬剤師免許を取得した場合は，シラバスを英訳して提出するよう求められることがあるようです．さらに厚生労働省から薬剤師免許の英文証明書を取り寄せ，大学の卒業，成績各証明書も揃えて提出し，一日千秋の思いで審査結果を待ちます．しかし，晴れて書類審査を通過したとしても，薬剤師国家試験の前段階である審査試験の受験資格を得たに過ぎません．この審査試験は，生物，化学や計算など，基礎分野も広く浅く含めた4時間ほどのCBT（Computer Based Testing）方式で行われ，受験者の半数近くが通過すると言われています[2]．ここまでが外国の薬学教育課程を経た受験者に課せられるステップとなります．

後ほど詳しく紹介しますが，書類審査と審査試験を通過した受験生が臨む本試験である薬剤師国家試験は2部構成で実施される大変過酷なテストです．同じくCBT形式も含みますが，ほとんどがケーススタディに集中した設問が課されます．1ページにつき1問のみ，患者の腎機能などの検査値，臨床所見や服用薬の変更履歴などの長いプロフィールがリストアップされています．これに基づき担当医らが提示する新規処方案に対して，薬剤師として処方の妥当性など，用量調整も含めた総合的な処方提案，あるいは服薬の中止を患者に告げるなど，臨床的な決断をする設問が延々と続きます．

　過去2年のデータによると，この多肢選択式問題の合格率は，カナダの薬学部を卒業した受験生が91％であるのに対し，外国人で，かつ初めての挑戦である場合は41％と落ち込むことがとても興味深い点です[3]．カナダでは知識をどう活かすのかが重視され，アウトプットする能力が問われる医療現場に近い環境を再現した薬学教育が徹底されています．物理などの基礎科学分野をほとんど含まない試験のデザインで，カナダ人の受験者と外国人の薬剤師の間にここまで大きな差が開くのは，ある意味では，試験に挑戦した外国人薬剤師が受ける洗礼だと私は分析しています．

　試験の双璧のもう1つがOSCE（オスキー，Objective Structured Clinical Examination）です．後ほど紹介しますが，カナダでは，日本のように実務実習の前段階で大学の中でOSCEを済ませるのではなく，国家試験にも取り込まれています．ここでも注目したいのは，知識とコミュニケーション能力が試されるだけではなく，限られた時間で文献を読み，集めた情報に基づいて決断する臨床力が問われる点です．同じくカナダ人と初回受験の外国人薬剤師の合格率を比較すると，前者の94％に対して，後者は47％と格段に低くなっています[3]．この事実から窺えるのは，語学の壁だ

けでなく，薬剤師国家試験のデザインと薬学教育の在り方に強い相関性があることではないでしょうか．

　あるべき薬剤師像を実現するためには，薬剤師国家試験と薬学教育の双方を同時に改革しなければならないと私が説くのも，ここで述べた経験があるからです．

▌文献 ──
　1）Pharmacists, 2015 Canadian Institute for Health Information.
　2）Pharmacist Evaluation Examination, Examination Result, The Pharmacy Examination Board of Canada.
　　https://www.pebc.ca/index.php/ci_id/3125/la_id/1.htm
　3）Pharmacist Qualifying Examination, Examination Result, The Pharmacy Examination Board of Canada.
　　https://www.pebc.ca/index.php/ci_id/3150/la_id/1.htm

「コンパウンディング」という 新たな薬局のビジネスモデル

　カナダの薬局に特有の業務の1つに，コンパウンディング（compounding）と呼ばれる薬局製剤の処方取り扱いがあります．日本で言う軟膏の混合作業にも似たこの業務は，日本の薬局の機能拡張と地域への貢献を議論する上で重要な論点に繋がります．すなわち，薬局は自らの収益構造の未来を考え，主体的に新しい医療サービスの創出に努めなければならないことです．

　コンパウンディング処方は，基本的に製薬企業が市場に提供していないありとあらゆる製剤を取り扱います．代表的な例として，bioidentical hormone therapy（自然女性ホルモン治療法），ペット用製剤，疼痛治療外用薬などが挙げられます．自然女性ホルモン治療法とは，結合型エストロゲンとプロゲステロンによる更年期障害治療を嫌う患者が利用する選択肢で，人体にあらかじめ存在する分子を薬剤とした治療法として安全なイメージが一定のファンを獲得したようです[1]．

　また，犬や猫を飼うことが一般的である北米では，犬の鬱や甲状腺機能亢進症など，様々な疾患に対応する処方箋が獣医らから持ち込まれます．ペット用製剤は，動物の小さな体に投与する用量を慎重に考慮する必要があるだけではなく，そもそも代謝や排出などの基本的な生理機能が人間とは異なるため処方監査が非常に難しく，勉強することが多い分野です．ワンちゃんの抗うつ薬を液状のチキンフレーバー入りにすることなどは，なるほどと唸らされます．

疼痛治療外用薬については，10％ジクロフェナククリームが最も一般的なものとして挙げられます．治療効果に関するデータは少ないものの，整形外科の専門医も頻繁に処方する実態を見ると，現場での治療成績に手応えがあると考えるのが妥当でしょう．

日本の薬局製剤が423品目であるのに対し[2]，カナダのコンパウンディングは成分の組み合わせに規制上の制限はなく，実質的に無限に製造することができます．一方で，市場に出回っていない治療薬を医師が専門的な知見から処方し，これを薬剤師が製剤的な観点からサポートすることで成立するニッチな仕事だとも言えます．Compounding pharmacy（自家製剤取り扱い薬局）の薬剤師，テクニシャンらはさながら職人で，医師が診断と治療方針，治療薬について決定しても基剤を知らない場合は，薬局で剤形や投与経路を補完できなければ仕事になりません．

コンパウンディングの実際と薬局の収益モデル

以下に，このような最も初歩的な外用剤の混合と薬局の収益モデルの一端をご紹介します．

外用剤の製剤過程は大きく分けて2つあります．1つは複数の材料の単純な混合で，日本の薬局で日常的に行われている2種の軟膏混合も，カナダでは立派なコンパウンディングです．もう1つは原薬の粉末，賦形剤や香料などを決められた順番で混和しながら作る内服薬，注射など複雑な処方の取り扱いです．

例えば，私が先日調剤したものは2％クロトリマゾール入り吉草酸ベタメタゾン0.05％で，これは原末を取り扱いつつも比較的容易に作成可能ですので，両者の中間に位置します．秤量したクロトリマゾール原末を少量のグリセリンと混和し，ベタメタゾンクリームと混合するためにかかる時間は，会計の計算も含めて15分程度です．原材料の原価が約800円であったのに対して，調

剤報酬は4500円程度でした.

　カナダでは人口が数万人規模の市町村にコンパウンディングを専門とする薬局が少なくとも1つは存在します.実際に,私の薬局があるBC州ビクトリアの中心部では,人口約8万5000人に対して3つのコンパウンディング専門薬局があります.それぞれの薬局がサービスや価格などの独自の経営戦略に従って,近隣の医療機関からの複雑なコンパウンディング処方に対応しています.

　量ったり,砕いたり混合したりと製剤を直接担当するのはアシスタントやテクニシャンです.薬剤師は調剤担当者らへの指示に注力します.まず調剤数量から必要な原材料量を計算し,調剤担当者と短い打ち合わせを行います.また原材料のピッキングミスなどが起こらないよう全体のプロセスを見渡して作業プロトコルを作成し,安全性を確保するべく監督業務に集中します.患者への服薬指導や企業秘密のレシピとも言われる各処方の製剤的な詳細について医師への情報提供を行うのも重要な役割です.もちろんこの間,通常の処方箋調剤や軽医療の相談などの基本的な薬局業務も行います.

　ここで着目したいのは,この医療サービスの高い粗利益です.持ち込まれた処方箋に基づき上述の愛犬用チキンフレーバー入り抗うつ薬や,自然女性ホルモン治療法の薬剤を調剤した場合,一連のプロセスはより複雑になり,調剤にも1人のアシスタントが付きっ切りで30分以上かかる場合も少なくありません.こうしたケースでは薬局での窓口負担が1剤に対して1万円を軽く超える場合も多く,ニッチな市場ではあっても顧客単価が非常に高いことが際立った特徴です.また,これらの調剤は公的医療保障や民間医療保険の給付対象でないのが基本なため全額自己負担ですが,患者や顧客にとっては必須の薬剤であるため選択の余地はなく,会計でトラブルになることもありません.

日本の薬局にも新しいビジネスモデルを

　日本に目を向けると，2020年3月31日の時点で健康サポート薬局の届出件数は2070と，薬局総数約6万に対して30分の1の水準です．調剤報酬の算定要件から外れ，薬局の収益に直結しないため「儲からなければやらないのか」との批判を聞くのも無理はありません．2019年時点では届出件数の50％以上が日本保険薬局協会（通称，NPhA）の会員薬局であったのは興味深い事実です[3]．大型門前薬局のビジネスモデルをはじめ，大手チェーン薬局に対する過剰な利益優先主義とでも言いたげな批判を受けながら，一方で国が示す理想的な薬局像を牽引してきたことは非常に頼もしく感じます．このように国の期待に応える努力を重ねると同時に，団体の垣根を越えて薬局業界が一丸となって収益性の高い医療サービスの創造に努めることも重要ではないでしょうか．

　保険調剤だけ，OTC販売だけが収益源である必要はありません．逆に，この2つだけの範疇に留まる理由もありません．コンパウンディングは，市場に出回らないあらゆる薬剤を生み出すという点で，いわば制限のない薬局製剤だと言えるでしょう．日本での実現可能性については，法律や規制の違いもあるため，単純な2国間の比較はできません．しかし，ペット用の製剤や美容目的の薬剤の調合など，薬局の原点でもある薬の調製過程そのものは多くの薬剤師を魅了するのではないでしょうか．日本の薬局業界が生き残る術として，ユニークなビジネスモデルの例を提供していると思います．

▮文献 ──

　1) JA Files JA, Ko MG, Pruthi S: Bioidentical Hormone Therapy. *Mayo Clin Proc.* *2011 Jul*; 86 (7) : 673-680.
　2) 厚生労働省 医薬・生活衛生局審査管理課：薬局製剤指針（平成28年3月28日）.
　3) 厚生労働省：健康サポート薬局の届出件数（令和2年3月31日時点）.

薬局の在宅医療に
見出すべき価値

　2017年の夏，日本の薬局経営者のグループが私の薬局がある
BC州ビクトリアに視察旅行に訪れ，そのお手伝をする機会に
恵まれました．高齢者施設や市内のコンパウンディング専門薬局
などの特徴的な薬局を見学し，カナダの医療制度や薬局業務，ま
たアシスタントやテクニシャンと薬剤師がどのように役割分担
し，地域の中で患者や利用者に対応しているかなど，日本との違
いについて議論を交わすことができた貴重な体験となりました．
視察旅行の最終日には，加齢医学の専門医から実際の診療や研究
の成果について聞く場を設け，日本の在宅医療との共通点や課題
について意見交換を行う場面では，参加者からの積極的な発言と
白熱した議論が交わされました．

カナダの在宅医療における先進的な取り組み

　カナダと日本を往復していると，カナダでの在宅医療の現状や
その枠組みの中で薬局がどのように地域医療に関わり存在感を示
すのかとよく質問されます．この問いにお答えする前に，前述の
加齢医学の専門医の仕事ぶりを紹介します．

　カナダでは医師の往診がほとんど行われることがなく，後期高
齢者は介護レベルに応じて自宅，介護付き老人ホームなどで基本
的に自立して生活しています．その中で，公的医療保障による看
護師訪問，民間の介護事業者や家族の助けを得ながら家庭医の診
療所を受診します．通常，加齢医学の専門医は病院で勤務してお

り，家庭医からの紹介により専門家としての視点から薬物治療などについて助言し，治療計画全体の調整を行う役割を果たしています．

このような一般的な診療の在り方に対し，上述の医師はフレイル予防とQOLの維持を至上命題としながら，多職種連携により家庭医に代わって一次医療も担いつつ，全人的に患者を診るところが特徴的です．日本の地域包括ケアの理想像が思い浮かぶという意味で，日本人には既視感のあるこの医師の姿は，実はカナダでは非常にユニークで先進的です．看護師，理学療法士やリハビリアシスタントなど他の医療職種も患者の自宅を訪問し，各職種が得た情報，知見を電子カルテで共有しながら診療しています．病院や長期療養施設ではなく，慣れ親しんだ自宅や老人ホームの自室で家族に最期を看取られたいと望む後期高齢者の期待に応えるよう，最大限の配慮を払っています．

デザインが完璧ではないものの，この診療モデルを用いてカナダの平均的な高齢者を対象群として比較した研究では，入院率や救急外来搬送率を下げ，自宅で亡くなる確率を上げられることが判明し，専門誌にも発表されています[1]．さらなる研究成果が待たれますが，世界に類を見ない勢いで高齢化が進む日本でも，医療者，研究者がカナダ発のモデルも参考に，地域包括ケアにおける在宅医療の知見を積極的に世界へと発信して欲しいと願っています．

カナダでは薬剤師の在宅業務は存在しない

さて，冒頭の質問にお答えすると，往診が一般的でないカナダの医療では，薬局と薬剤師の在宅業務そのものが存在しません．上述で紹介したユニークな診療モデルを掲げる多職種連携のチームワークにも薬剤師は登場しません．いずれにしても薬局と薬剤

師は彼らを外から支える役割を通して患者や家族と関わっており，患者の自宅を訪れる薬剤師は少なくともBC州ビクトリアには皆無と言っても差し支えありません．

医師は処方内容に変更が必要な場合や，公的医療保障や民間医療保険の給付要件，給付状況と自己負担金などについて質問がある場合は，薬局に電話をして薬剤師と総合的に議論します．看護師や介護士，家族らはカプセルが嚥下できないなどの服薬状況に関する懸念などの情報提供や，一包化された薬剤についての質問を薬局に赴いたり電話を通して薬剤師に伝えます．薬剤師はこれに対し，自分の裁量において用法，剤形や調剤数量，配達のサイクルを変更し，費用面についても説明責任を果たします．

カナダの薬剤師らと日本の在宅医療について議論する際，しばしば追究されるのがこの枠組みにおける薬剤師の職能の在り方です．カナダの薬剤師に言わせると，薬局であれば参考文献の検索などができ，かつ同僚の薬剤師たちとあるべき薬学的介入などについて相談や討論ができる環境が整っているため，ほぼ全ての薬学的判断が可能であり，薬剤師が患者の自宅を訪問することが実際的なのかは疑問が残るとのことです．好奇心旺盛なインテリであるカナダの薬剤師たちからは，「人件費が比較的高コストな薬剤師が患者を訪問することは費用対効果の点で最適解なのか？」「介護事業者やICTを通して服薬状況は把握できるのでは？」「調剤報酬が設定されているのなら，遡って考えれば何らかのエビデンスに基づいて政策が立案されたのか？」と質問が続きます．残念ながら，日本で在宅医療の経験が少ない私には答えることはできませんでした．

前述の加齢医学の専門医は，自ら設計した診療モデルにより入院などに関わる医療費を具体的に削減できるとした研究報告を発表し，その価値を示すことで，チームが提供する医療サービスに

ついて，公的医療保障の報酬の給付対象となっていない部分につ
いても報酬が貰えるよう積極的に政府に働きかけているそうで
す．これは我々日本の薬剤師も大いに参考にするべきだと思いま
す．薬剤師に限らず，自らの仕事に価値を証明し，有用性を説明
できない活動に対して，社会からの報酬と賛辞を維持できると期
待することは賢明ではありません．政策による誘導に追従する形
で自らの職域を規定するのではなく，主体的に自らの職種と職能
を再定義し，存在価値をデータとエビデンスで証明する時期に来
ているのではないでしょうか．来た道を振り返りつつ，日本の在
宅医療において薬剤師が果たす役割とその向かうべき方向性を議
論することは，重要な転換点になり得るのです．

▌文献 ──

1) Rosenberg T: Acute hospital use, nursing home placement, and mortality in a frail community-dwelling cohort managed with Primary Integrated Interdisciplinary Elder Care at Home. *J Am Geriatr Soc. 2012 Jul*: 60(7): 1340-1346.

薬剤師業務を定義する用語は
「調剤」だけでいいのか？

　「薬剤師は何をする職業なのか？」と聞いたとき，一般的には「調剤」という回答が返ってくるのではないでしょうか？ ここでは，薬剤師にまつわる2つの用語を取り上げることで，抽象的で婉曲的ではありますが，日本の薬局と薬剤師が抱える見え辛い，しかし実は深刻な問題点を描きたいと思います．

「調剤」の定義を巡る議論

　医療法，薬剤師法で医療従事者として規定される薬剤師は，言わずと知れた薬物療法の専門家のはずです．では，薬のプロとしての薬剤師の業務を体現する用語は何でしょうか？ 薬剤師法第1条では「薬剤師は，調剤，医薬品の供給その他薬事衛生をつかさどる」と定められており，自ずと「調剤」が薬剤師業務を定義する法的な用語であるとするのが自然です．

　この用語の定義を巡っては，1984年の衆議院社会労働委員会で薬剤師でもある網岡雄議員が厚生省薬務局長から引き出した答弁「調剤の本質的な部分」を「処方せんの監査，疑問点の照会，それに対する回答の処置，薬剤の確認，秤量，混合，分割，薬袋薬札のチェック，薬剤の監査，服薬指導」とした解釈により，文面では明らかに薬を量り，揃える程度しかできない調剤を服薬指導まで広義に含めた経緯がありました．これに加え，日本薬剤師会の編集による『第十三改訂 調剤指針』(2011年)において，薬の専門家として薬物療法に対するインプットを行い，経過の観察や結

果の確認など処方の妥当性判断を行い，医師と患者に伝達することを解釈に含めたことを画期的と評価する声が大勢です．薬剤師が主体的に意気込みを表明した調剤指針は一定の評価をされるべきとして，広義の調剤に関して政府に具体的な法解釈を明らかにさせた意義は計り知れません．しかし，それで必要十分な解が得られたのでしょうか？

「調剤」と「診断」という用語が持つ問題点

英語にはmedical practice（医師），pharmacy practice（薬剤師）という用語が存在します．それぞれに各種の行う医療行為を表す用語です．practiceを動詞として用い"Where do you practice?"と医師，歯科医師，薬剤師ら医療従事者に対して質問すると，どこの市町村で"仕事"をしているのかを訊ねるような言い回しとなります．

2017年12月にカナダから一時帰国した際，厚生労働省で局長を務めた後に当時は民間企業で活躍されていた方と面談する機会に恵まれました．医師でも薬剤師でもなかった聡明な元行政幹部は「医師には医療行為という言葉がその職能を包括的に表現するのに対して，薬学的知見に基づき薬剤師が行う行為には，それを明確に表す用語がない」と指摘していました．その的を射た発言に驚いた瞬間に，私もこの命題の深刻さに気が付きました．その時から薬剤師が自らの職務，職能を表現する言葉を調剤以外に持たないうちは，薬剤師の職能拡大は望めないのではと危惧しています．医師法により「医療及び保健指導を掌ること」ができるとされた医師に倣い，薬剤師も時代に即した内包的で，しかしながら定義の明確な用語を法律に明文化するための戦略を立てる時期ではないでしょうか？

もう1つ懸念される用語は「診断」です．別項で詳しく説明しま

すが，処方箋の使用期間に関する規制を緩和する議論を進めていくと，1つの疑問に到達します．端的に言えば，処方箋の使用期間は4日である必然性がなく，カナダの1年を参考に期限を延ばすことが妥当だと考えます．薬剤師が適切なタイミングで受診を勧奨する限りは国民の健康は守られ，患者の利便性も向上するからです．では，慢性疾患，急性疾患で"適切"なタイミングの受診を判断する行為を表現する用語は何でしょうか？ 同様に，OTC薬を購入しに来た人に丁寧に聞き取りをしながら受診の必要性の有無を判断し，既往歴，自覚症状，他覚症状，生活習慣，体重などの情報を収集した後，適切な医薬品を選択するために必要な分析，判断をする行為は何という用語で説明されるでしょうか？ これらはある種の診断行為です．

「診断」は医師の専売特許なのか？

　診断という用語は医師にのみ可能な医療行為に限定される概念と言うなら，恣意的な拡大解釈を生みそうです．「私，風邪かも？」と自己判断するのも診断，コンピューターがフリーズした原因を探るのも診断ではないでしょうか．実態に即して用語の使い方を解釈すれば，誰でも診断できるとするのが妥当です．大切なのは自らの専門性の範囲と診断能力の限界を各職種，個人が知った上で，必要に応じてレベルの高い診断を求めた判断を他者に委ねることができる体制づくりではないでしょうか？

　診断そのものが医師の専売特許だというのは，言葉狩りと思考停止の産物だと思えてなりません．診断することなしに適切なOTCは選べませんし，適切なタイミングで受診勧奨はできません．逆に全ての診断が医療行為に属すると法律の文面を盾にした詭弁を聞くならば，現実に即して適切な用語と概念を結び付け，責任の所在を明確にした上で，これらの用語が表す行為の範囲を

規定し，堂々とプロフェッショナルとしての行為を行うべきで
しょう．

　「調剤」と「診断」という2つの用語については，言葉の問題と
軽んじてはいけないと思います．薬剤師の業務と職能を再定義し，
これに相応しい用語を選択した後，必要に応じて法律や規則を変
えていく主体となり，議論を主導するのは，他ならぬ薬剤師自身
であることを強く望んでいます．

薬剤師による
日本版EHR推進のすすめ

　業務の簡素化や服薬指導支援などを目的に，日本の薬局でも電子薬歴が導入されてから時間が経過しました．また，医療ICT化の進展に伴い，スマホのアプリと連動させる「電子お薬手帳」も着々と進化しており，処方箋データの入力から手帳への記録までをシームレスに完了できる仕組みも普及しています．

　電子薬歴は，医療ICTの文脈では広義のEMR（電子医療記録）であり，お薬手帳は患者が自らの医療情報などを薬局間で運搬できるツールとも言えます．一方，病院・診療所ではEMRである電子カルテの普及が進むにつれ，技術の発展と匿名化した医療情報の2次利用を目論む企業や政府の狙いもあり，単なる施設内の医療情報のデジタル化を超えて，EHR（電子健康記録）と呼ばれる地域ネットワークによる共有化が試みられています．

　EHRには患者の診断情報をはじめ，バイタルサイン，検査結果，病歴，診断と経過から予防接種や画像診断ファイルまで，患者の総合的な記録を含みます．既に日本でも，各地域において過去数年来，実証事業として稼働しています．行政は地域の基幹病院を起点として周辺の医療を市町村単位で捉え，政策の方向性を決める印象がありますが，EHRも実証事業の段階では，この枠組みの中で進んでいるようです[1]．

　これらネットワークの未来に対して，薬剤師，薬局は主体的に自らの職種の在り方も含めたビジョンを持つ必要はないのでしょうか？　ネットワークが構築された後に任意で接続することを勧

められるのを待てば良いのでしょうか？　答えは「否」だと私は考えます.

カナダにおける EHR の現状

　カナダの幾つかの州では, 調剤情報が一元的に管理された EMR に全ての薬局が接続しています. BC州では "PharmaNet" と呼ばれています. アルバータ州では "NetCare", ノバスコシア州では "SHARE" と呼ばれるこのネットワークは, EMRの枠組みを超えて, 薬局だけではなく病院, 診療所を含めた壮大な EHR を構築しています. 以下, 本書では Pharmacy (薬局) と Network (ネットワーク) という頭文字を連想する "PharmaNet" に呼称を統一し, 薬局だけが接続する狭義の EMR について論じます.

　"PharmaNet" 上で更新された調剤記録はその瞬間から州内の全ての薬局, 病院の救急治療室, そして接続を申請した一部の診療所から閲覧可能になります. また, 薬剤師には薬学的判断の根拠として, 調剤開始から薬剤の交付までのどこかのタイミングで, このクラウド化された調剤記録を必ず閲覧することが義務付けられています. 逆に言えば, この記録を閲覧した後に, 変更もなく繰り返し調剤される DO 処方の場合や, リフィル調剤に対して介入の余地が無いと薬剤師が判断した場合には, ピッキングや一包化などの服薬指導以外の業務はアシスタントや有資格者のテクニシャンが担当し, 薬剤そのものは薬剤師の目に触れることもなく交付され得ます.

　BC州の Ministry of Health (保健省) によれば, "PharmaNet" には州民の健康と安全を守るためのメリットが多いとして, 以下のような例が挙げられています[2].

- 処方箋の偽造による薬剤の詐取を予防できる
- 医師, 薬剤師らが質の高い医療サービスを提供するために必

要な基礎情報となる

- 薬物間相互作用や投与量のミスを防ぐことができる

データの完全性のメリット

　お薬手帳と決定的に異なるのはデータの完全性です．その後に続く調剤報酬請求も含めてソフトウェアによる調剤のためのコマンド処理が"PharmaNet"への書き込みに直結しており，患者が手帳の持参を忘れたような場合でも，データの漏れは生じません．これにより，"PharmaNet"を閲覧する医療従事者は，絶対的に信頼できる情報に基づいた判断や行為が可能になります（**図1**）．

　日本の薬局業界では，処方箋に病名が書かれていないことを憂う声が多いと聞きますが，日本でも都道府県単位などの広域，可能であれば全国を網羅した完全な調剤記録があれば，患者や家族から聞き取りで情報を集めることで，処方薬の選択が適切か否かを判断する材料は必要量揃います．

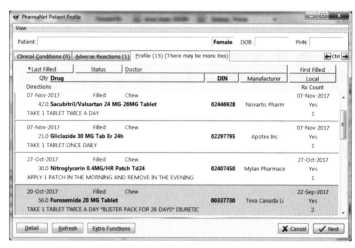

図1　PharmaNet上の調剤記録

実際に，BC州でも診断名が記載された処方箋を目にすることは皆無といっても過言ではありません．薬剤師は服薬指導の一環として検査値やその他の情報を患者や家族との話し合いから補完し，ワクチン接種の決定や処方変更など大掛かりなものまでを含めた最終的な薬学的介入を行います．BC州の薬剤師たちは"PharmaNet"なしの仕事など想像したくもない悪夢だと談笑しています．強大な権限や介入が認められているカナダの薬剤師にとって，完全なデータに基づき責任を持って決断できる土台がいかに重要かを表すエピソードかもしれません．

　その他のデータの完全性のメリットとして，処方箋の複製利用などは実質的に不可能になり，薬剤詐取，不正取引・流通から国民を守れることが挙げられます．例えば睡眠薬など，薬局が調剤記録を監視し，その番人となれば，処方箋の形式に一層の柔軟性がもたらされるとともに，社会からの信頼の拠り所となるでしょう．例えば，FAXや他の電子的通信手段で伝えられた処方内容を薬局で印刷し，処方箋の原本として取り扱い調剤することができれば，処方箋の原本による薬剤の交付を原則とする現行の仕組みから解放され，患者の利便性を向上させることも可能です．

　さらに災害時には，医療従事者，被災住民ともにお薬手帳やスマホなどに頼らずに，被災地以外でも患者やその家族が服用している薬を把握できるようになるため，地域全体で治療の断続を防ぐセーフティーネットを展開することもできるようになります．

　日本の薬剤師が一丸となってこのネットワーク構築に取り組むべきと私が考える理由はいくつもあります．1つは，前述のような明らかなメリットを強調することで，他のステークホルダーと国民の理解を得やすいこと．もう1つは，薬剤師の存在意義を確立するために大きな貢献をするツールとなる可能性を秘めているからです．

EHRの構築が薬剤費の適性化に貢献する

薬局と薬剤師を国民のために活用，活躍させるために薬剤師がEHR構築を主導するべきだとするときの1つの論点は，薬剤費の適正化へ向けたインフラ整備です．BC州の保健省が示している"PharmaNet"のメリットについては，前述の通り患者の利便性向上や信頼性の高いデータの蓄積・提供がありますが，この他にも以下のようなものがあります[2]．

- リアルタイムの調剤報酬請求を可能にする
- 費用対効果の高い薬物療法を推進する

まず，リアルタイムの調剤報酬請求について説明します．日本の薬局業務と同様，レセコン上で処方箋調剤を処理する場面を想像してみましょう．日本では調剤報酬の計算を行うと，その後の保険給付の条件が健康保険の種類に応じて7割や9割など基本的に一律で，それを根拠として患者の窓口負担金を算出し，残りはまとめて月末に請求することが一般的です．一方，カナダでは1剤ごとに患者の調剤情報が"PharmaNet"に記録され，ネットワークに接続した薬局，医療機関で閲覧可能になると同時に，調剤報酬請求がリアルタイムで行われます．ここでは全州民が加入する政府管掌の健康保険や企業の福利厚生の一環として提供される民間医療保険も含め，全ての保険給付金が合算され，患者の自己負担額が瞬時に計算されます．薬局の窓口ではこの額を回収し，後日，各保険会社，団体から残りの金額が入金されます（**図2**）．公的医療保障も含め，薬剤に対する給付率は一律70％のようにシンプルなものではなく，使用する薬剤がガイドライン上ではどこに位置付けられているのかなど，複数の公的医療保障，民間医療保険に設けられた給付要件，給付制限を踏まえて決定されます．さらに患者の所得に応じて設定された免責額が加味された上で，最終

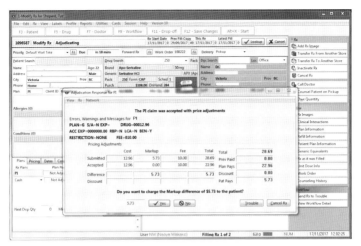

図2　PharmaNetの調剤記録の後，報酬請求へと続く

的な自己負担金が算出されます．

　先発品と後発品の差額は原則患者の自己負担になるなど，参照価格制やフォーミュラリーの仕組みはあらかじめ計算アルゴリズムに含まれています．レセコン上には患者の自己負担額が瞬時に表示されますが，この計算根拠を大まかにでも説明することが薬剤師の仕事の一部として求められます．例えば，フォーミュラリーに収載されていない薬剤を調剤する場合，保険給付の対象外となるケースも多く，この結果を伝えたときに患者が服用を渋ることも日常茶飯事です．その際，フォーミュラリー収載薬をリストアップして，ガイドラインに則り処方提案をしながら，公的医療保障や民間医療保険の給付を最大限に活用する道筋を処方者と患者に示すのが薬剤師の腕の見せどころです．患者から「なぜ今日のお薬代は高いのか？」と疑問があったときに，対案を用意しながら患者に説明することが，業務の中でも大きなウエイトを占めています．

> **● 参照価格制でアムロジピン5mg 30錠を調剤する場合の報酬計算のイメージ**
>
> 　参照価格制では後発品の薬価を参考に保険給付額が決定されるため，先発品と後発品の差額は患者の負担となる．
>
> 　下の例では先発品を調剤しても後発品の分しか保険給付はないため，差額分はダイレクトに患者のポケットを直撃する．
>
> 　「なぜ今日のお薬代は高いのですか？」の疑問に「先発品とジェネリックの差額は患者様の負担です．」と答えることになる．それでも先発品を服用したいと患者が希望すれば調剤すればよいが，多くの患者はジェネリックを選択する．
>
> ・後発品アムロジピン5mg（薬価15円）　30錠（450円相当）を調剤する場合：保険給付450円の7割　315円
> ・450 − 315 = 135円が患者の負担額へ反映
>
> ・ノルバスク®5mg（薬価40円）　30錠（1200円相当）を調剤する場合：
> ・1200 − 315 = 885円が患者の負担額に反映

　残念ながら，日本では人口動態の急速な高齢化，労働生産人口の減少が続いており，医療保険財政を持続させることが不可能であることは明白です．そうであれば，せめて薬剤費を適正化するための国家戦略が必須ではないでしょうか．その議論においては，薬剤師こそが中心的な役割を演じることができるのです．

　日本では，超高額医薬品の適正使用にガイドラインが設けられ，一定の要件を満たした上でこれら医薬品の使用が認められています[3]．同様に，生物学的製剤を始めとする比較的高薬価な治療薬など一定数の薬剤に保険給付の条件が設けられた場合，その要件を踏まえて速やかに患者の自己負担金を計算するためには，リアルタイムの報酬請求が基本的なインフラとして重要になります．

ガイドラインなどに基づいて給付要件が設定された背景，代替案や給付要件を満たすプランを速やかに提示する役割が薬局に求められる時代を見据え，薬剤師による主体的なネットワーク構築とデータの蓄積，それらの共有と活用法を目指す時代であり，これらの実現が，その後の10年で薬剤師が医療の中心にいられるか否かを決める分水嶺になるかもしれません．

　このネットワーク上のデータは包括的，完全であることが必要である以上，調剤記録を広域に，最低でも都道府県単位，可能であれば日本全国の全ての薬局で接続・共有することが望ましく，これにより医師の診断や薬剤師の薬学的判断に資する基礎を確保できると考えます．かかりつけ医の不在，かかりつけ薬局の閉店時間，局地的な災害や患者の意識混濁など，いかなる状況でも調剤記録が閲覧できるインフラを用意するために，薬剤師は最適な立ち位置にいるのです．

　このネットワークと調剤報酬請求を繋げ，ポリファーマシー，向精神薬の不正流通防止や給付要件の不備による返戻などにその場で対応する体制を整えるべきです．では，このことがどのようにして薬剤師の職能拡大と存在意義の確立へと繋がっていくのでしょうか？

　カナダにおいてEHRの根幹部分となる調剤記録の共有ネットワークである"PharmaNet"を始めとするEMRの開発と普及の主体となったのは，薬剤師職能団体のCollege of Pharmacists（以下，カレッジ）でした．カレッジは規制当局に近い権限を有しており，州の薬事行政に責任を担う，薬剤師による薬剤師の監督機関であり，薬剤師会のような任意加入の協会とは異なります．主要な州のカレッジはEMRの開発と実証事業を終えた20年以上前から，州内の全薬局の接続を実現しています．例えば，BC州では25年前の1995年に"PharmaNet"の稼働を開始しています．現在，ア

ルバータ州，サスカチュワン州，ノバスコシア州などのBC州よりも薬剤師の職能拡大がさらに進んだ州では，EMRはEHRに接続しており，基幹病院や多くの診療所の診療，検査の記録など，医療の包括的な情報にアクセスできます．さらには処方箋についても処方医がEHRに保存したものを薬局がダウンロードし，これをもとに調剤することが可能となっています．

　病院，診療所，介護施設では，医師や看護師もこのネットワークを最高の仕事をするための拠り所としています．ネットワークに接続する権限のない介護事業者や家族は，薬局を情報源として頼っています．すなわち，EHRという共有財産を基礎として地域医療が築かれているのです．限定的ではありますが，これらの州では，検査結果に応じて新規に薬剤を処方したり，尿路感染症や溶連菌感染による初期の上気道炎など軽度の急性疾患に対して抗生剤の処方を行ったりするところまで，薬剤師が担当しています．

日本版PharmaNetの可能性

　薬剤師の職能と薬局の機能を拡大する最終的な目的や到達点がどこなのかは議論が続けられて然るべきですが，カナダで薬剤師がEMRを整備しEHRに進化させてきた事実と，薬剤師の業務範囲の拡大や権限の強化が表裏一体のように進んできたことは偶然ではありません．BC州では，医師がかかりつけ以外の患者を診る際は"PharmaNet"の閲覧を義務付けるルールができ，州内の診療所が続々と"PharmaNet"への接続を申請する一方で[4]，薬剤師の処方権拡大のための政治的駆け引きが着々と進められています．

　この例を踏まえれば，「日本版PharmaNet」は，電子処方箋，EHR，オンライン医療サービス提供など，薬局が関わる全ての医療ICTの基礎となるため，これを医療全体へと提供することそのものが，医療職種としてのリーダーシップの象徴となる可能

性があります．先にプラットフォームを構築し提供していくこと
と，既に出来上がったものに接続するのとでは，どちらが正解か
の答えはないかもしれませんが，カナダの先行事例を参考にすれ
ば，自ずと大きな方向性について判断する材料となるのではない
でしょうか．日常生活で何かと質が悪く不便に感じるカナダで，
25年も前からこのテクノロジーは稼働しています．技術立国で
ある日本で，官民が力を合わせれば実現できないはずがありませ
ん．その先頭には，薬の専門家である薬剤師が立つことを願って
います．

▎文献 ──
　1) 平成28年度第2次補正予算「クラウド型EHR高度化事業」の成果（平成30年9月
　　　総務省情報流通行政局情報流通高度化推進室）．
　2) PharmaNet, Ministry of Health,the Government of British Columbia.
　　　https://www2.gov.bc.ca/gov/content/health/health-drug-coverage/pharmacare-
　　　for-bc-residents/pharmanet
　3) 厚生労働省：最適使用推進ガイドラインの取扱いについて（平成29年9月15日
　　　薬生薬審発0915第1号・保医発0915第1号）．
　4) Primary Care Provision in Walk-in, Urgent Care, and Multi-physician Clinics,
　　　Practice Standard, College of Physicians and Surgeons of British Columbia,
　　　2015.

薬剤師が緊急避妊薬の
アクセス推進を

　2017年7月，厚生労働省の「医療用から要指導・一般薬への転用に関する評価検討会議」において5成分についてのスイッチOTC化の妥当性が検討された結果，緊急避妊薬のレボノルゲストレルが除外されました．この会議では，緊急避妊薬について，薬局で薬剤師が説明することが困難であり，妊娠発見の遅延にも繋がる可能性が高いなどと指摘された上で，OTC化は否とされました[1]．

　望まれない妊娠は，その後の出産の有無に関わらず社会へ負の影響があることが分かっており，緊急避妊薬はこれを防ぐために服用されます．人工妊娠中絶が女性に肉体的，心理的に大きな負担を与えることは言うまでもなく，出産した場合も母親と乳児の健康を害することが知られています．望まない妊娠により母親はうつ病を患う傾向もあり，出産後は授乳を減らすことや乳幼児の虐待に繋がるケースも増え，直接的，間接的に日本の医療費増大にも繋がり得るため，望まない妊娠が社会に与える影響は無視できないほど大きいと言えます[2]．

　低用量避妊ピルが一般的に使われない日本では，長らく消費者，女性一般に広く知られることのない存在でしたが，数年前から要処方薬として婦人科，特に避妊や中絶を取り扱う特定のクリニックから自由診療で入手することが一般的になりつつあります．コストは1万円から1万5000円と非常に高額です．

　また，避妊の失敗から72時間以内が十分な薬効発現のタイム

リミットでありながら[3]，受診が必要であることがアクセスを非常に悪くしているのも難点です．特定のクリニック受診が一般的で，逆に処方経験の少ない内科医に受診し処方箋交付を受けた場合，緊急避妊薬を在庫として保有し，短時間で調剤できる薬局は限られており，当該処方箋に基づき本剤を速やかに入手することは困難です．過疎地では実質的に不可能だと言えるでしょう．都市部に居住していたとしても，性交と避妊に関する問診で経験する羞恥と，さらに高額の費用負担が受診を遅らせたり，思い留まらせたりする可能性は想像に難くありません[4]．安全性の点では，アメリカ，カナダなどの北米のデータによれば，治験と市販後調査を含めて深刻な副作用は皆無でした．主な副作用についても，15〜20%程度の確立で吐き気，下腹部痛や倦怠感など，女性ホルモン特有のものばかりで，これらも長くて数日で消失します[3,5]．

先進国では緊急避妊薬は薬局での購入が一般的

　日本以外の多くの国では，レボノルゲストレルを有効成分とする製品が後発品も含めて流通しています．これらは薬局で処方箋なしでの購入が可能で，避妊に失敗した女性に速やかに提供されています．私が2017年に調べた限りでは，医師の診断なしで緊急避妊薬を購入できる欧米先進国はアメリカ，カナダ，オーストラリア，ニュージーランド，フランス，イギリス，ベルギー，スイス，ポルトガル，デンマーク，フィンランド，ノルウェー，スウェーデン，イスラエルなど枚挙に暇がありません．この事実が，レボノルゲストレルは非常に安全性の高い薬剤であることの証左です．

　カナダBC州でも薬剤師が相談に乗れる環境で販売することが義務付けられているものの，緊急避妊薬の購入時に，消費者が薬剤師に相談することは必須ではありません．そのため，性交渉に

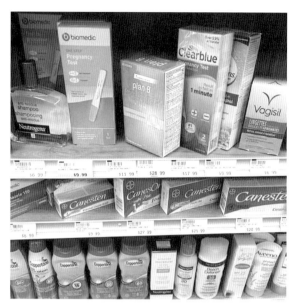

写真2　BC州の薬局で他の商品とともに棚に置かれた緊急避妊薬

関する質問や会話を避けたい男女は薬剤師を呼ばず，早々に会計を済ませて薬局を後にします．価格は薬局の自由な設定に任されていますが，多くは日本円で2000～3000円と見られます．後発品も流通しており，この場合は半額程度の約1500円と日本の10分の1の水準と聞けば，日本の緊急避妊薬を取り巻く環境に疑問を感じるのではないでしょうか．

緊急避妊薬のアクセス向上は薬剤師が主導すべき

　私は，先の検討会議の議事録を読みながら，薬局の規制区分変更という数千万人に影響を与える重大な医療政策に関する専門家会議で，委員らがほとんど科学的な根拠を示さずに印象論で議論を進める様にも戦慄を覚えました．

　コンドームの使用を妨げ，安易な性交渉や性感染症を助長する

のではという欧米先進国では一通り済んできた議論をするつもりはありません．緊急避妊薬へのアクセスは，女性の基本的な権利を守るための一手段に過ぎず，望まれない妊娠やその後に続く虐待の可能性を社会全体として防ぐシステムでもあります．避妊法である以上，積極的に一般消費者に啓発するものではないかもしれません．必要になった女性が入手を躊躇したり，アクセスが制限されていたりしなければ十分です．

　人工妊娠中絶と望まれない妊娠を防ぐという意味で，大きな社会的意義のある選択肢である緊急避妊薬へのアクセスを薬局と薬剤師が用意したいと思いませんか．避妊に失敗したかもしれない女性やカップルが助けを求める際，全国に6万近く存在する薬局，さらに健康サポート薬局として24時間の地域への対応で貢献できる薬剤師は，その絶好の位置に立っているのです．「薬剤師が説明することが困難である」という意見に反論せずによいのでしょうか？ 他の先進国では消費者が気軽に手に取って購入しており，深刻な副作用もない薬を，薬剤師に取り扱う資格がないと言われて悔しくないのですか．

　東京オリンピック・パラリンピックで多くの外国人が日本を訪れたとき，緊急避妊薬を必要とするカップルが必ず現れます．薬局を頼りに訪れて，薬剤師に相談したにも関わらず，緊急避妊薬が何かも知らない，知っていても医師に受診を促すだけしかできないようであれば，この国の薬局と薬剤師は何のために存在しているのかと詰られるのは間違いありません．日本の医療の在り方が国際社会で恥をかくことがないよう，薬剤師が処方箋なしでの緊急避妊薬へのアクセスを推進するための先導を取るべきです．薬剤師による緊急避妊薬の取扱いは時期尚早でもなく，消極的であってよいものでもありません．「薬剤師に任せてください」という力強いメッセージを発し，行政と国民をリードするときです．

2020年10月，第5次男女共同参画基本計画を検討している内閣府の専門調査会が，緊急避妊薬の取り扱いを巡って「専門研修を受けた薬剤師が十分に説明した上で，対面で服用させることを条件に処方箋なしに利用できるよう検討する」との基本的な考え方を示しました．今後，厚生労働省をはじめ，緊急避妊薬のOTC化を巡る議論が再燃すると予想されますが，その行く先を注視したいと思います．

▌文献 ──
　1）厚生労働省：第2回　医療用から要指導・一般用への転用に関する評価検討会議議事録（2017年7月26日）．
　2）The Best intensions: Unintended Pregnancy and the Well-Being of Children and Families National Academy Press, 1995, pp. 50-80.
　3）ノルレボ錠1.5mg 添付文書．
　4）緊急避妊薬のスイッチOTC化に関する提言．調剤と情報 2018; 24 (15)：2337-2340.
　5）Product Monograph PLAN B® Levonorgestrel Tablets 0.75mg Manufacturer's Standard.

コンパウンディング導入の是非 ―――

若子 カナダの薬局ではコンパウンディングという業務を行っています．日本でいう薬局製剤ですが，要するに市場に出回っていないあらゆる薬をつくることが認められています．薬剤師の職能拡大というときには，当然，薬局の機能も強化する必要があります．そのような視点から，新しい薬局のビジネスモデルを議論するときに，コンパウンディングという収益性の高い業務を日本で拡大することについて，どうお考えでしょうか．

岩月 心情的には是．現実は非．どういうことかというと，日本は製造販売する医薬品について，世界に類を見ないほど厳しくコントロールしています．行政が関与することを前提としてお話しすると，先進国の中で，情報の出し側に責任があるという国は日本だけです．欧米諸国では，本人が了解して情報を使っているわけですから，情報を取りに行った人の責任になるのです．ですが，日本では出し側の責任を追求するので，行政が関与して医薬品のクオリティも含めたコントロールを厳しく行い，製薬会社にはGMPなどを要求し，医薬品の供給にもGSPを要求しているのです．その一方で，薬局の調剤室では温度管理も十分になされているとは言えません．つまり，心情的に是と言ったのは，コンパウンディングのようなことを実現する努力をしなければいけないという意味です．成果物だけを持ってきて，これを日本でも実現したいという前に，日本の薬局，薬剤師のレベルを世界水準に近づける必要があります．そのためには薬学教育も含め，競争が必要です．

若子 実現を目指すべきだが，時期尚早であると．

岩月 環境整備が必要ということです．現在の仕事をきちんとできなければ，

新しい仕事などできるわけがありません．アメリカは分かりませんが，ヨーロッパでなぜ薬剤師が有難がられるかというと，医師は指示を出すだけで薬を渡さないから．患者からすると薬を貰う方が絶対に有難いのです．医薬分業が実現する前の日本では，患者は動機をもって医師のもとに行っていました．頭が痛いとか，湿疹ができて痒いとか，それに対して医師は診断名を付け，必要があれば薬を渡していた．そうすると，医師と患者との間で，問題点と問題解決が共有できるのです．しかも，短い時間ではあっても専門家を占有できるわけだから，患者の満足度は高いのです．分業後は，医師の受診の後に処方箋を持った患者が薬局にやって来ます．今の調剤だと，患者の動機は何かと言ったら，早く薬を貰いたいということ．薬剤師は，相互作用や腎機能など，いろいろな問題点は持っていても，それを患者と共有できていないので，問題を解決しても患者から有難いとは思われません．そもそものベースが違うのです．海外はそれを分かっているから，自分たちに任せろと言う．だからコンパウンディングも，自分がつくった薬だから安心して使って大丈夫ですよと言えるのです．

若子 環境整備と同時に，受け手側，すなわち住民たちの教育も必要ですね．薬局も，収益源を多極化する必要があると思うのであれば，なぜそれが地域に必要なのかを考えなくてはなりません．

岩月 その通りです．薬剤師の仕事の価値を金銭で評価するという視点からすると，今でも過剰に評価されています．数が不足しているからという理由でね．そこに気づいて，消費者が何を求めているかを探って，その期待に応えるようにならないと．コンパウンディングに限らず，あくまでも需要は作り出すもの．そのための消費者教育であり，消費者が困っていることを解決するための道筋をつけるのがプロフェッショナルです．

若子 カナダの各州には，カレッジ（College of Pharmacists）という薬剤師の職能団体が設立されています．それとは別に，日本語でいう薬剤師会（Canadian Pharmacists Association：CPhA）も存在します．こちらは大雑把に言うと，ロビー活動や社会にアピールして業界を盛り上げていくことを目的とした任意団体です．カレッジは薬剤師による薬剤師をコントロールするための機関で，自分たちの存在を規定する根拠となる法令のようなものが存在し

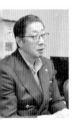

Iwatsuki Susumu

ます．そこでは，自らの役割を「薬剤師と薬局，それに関連する法律等を支配することによって国民のために仕事をする」と断言しています．つまり，薬剤師ではなく，国民の方を見て，我々はこれだけの仕事をするから任せて欲しいというような主語で彼らは話をする．そこが日本とは異なる点だと思います．

岩月 アングロサクソンの人たちは収益構造を確立するためには何らかの大義名分がないと反発されることをよく理解しています．だからいろんな理屈を考えて，それが国民，患者のためになるのだから自分たちに任せて欲しいと言うのです．日本は逆です．これができたら国民のためになるからと言う．やれることをやったからと言って評価してくれるほど，海外の人たちは甘くはありません．

薬剤師業務を定義する用語について ———

若子 次に，「調剤」という言葉についてお聞きします．本来，調剤という言葉は字面上では，薬を調製する，揃える，量ることしか意味しないはずです．過去に薬剤師議員が処方箋をチェックしたり，監査したり，服薬指導も含むということを国会で訴えたおかげで，調剤という概念に広い意味で服薬指導も含まれることになりました．これに加えて，岩月先生が編集に携わられた『第十三改訂 調剤指針』（2011 年）で，薬物療法における薬の専門家として，経過の観察や結果の確認など，処方の妥当性判断も行い，それを医師と患者に伝達することまでが解釈に含まれたと理解しています．ですが，もともと「調剤」という言葉自体には量って揃えるという意味しかないですよね．

Wakako Naoya

岩月 調剤指針では，「調剤の概念」の定義としています．当時，調剤の定義は少なくとも学会が行うべきだとか，調剤とは調製行為そのものだとか，いろいろな意見がありました．ですが，医薬品供給のクオリティを高めるために行う作業は全て調剤と言った方がよいという議論になった経緯があります．だけど「調剤の定義」と書くのはおこがましいから，「調剤の概念」の定義にしたんです（笑）．

若子 英語では，医師であれば "I practice medicine." と言うと医療行為を行う，その医師が行う仕事全般という言葉だけで，医療行為という意味になります．それに対して薬剤師は "I practice

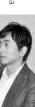

pharmacy." と言うのです．「私は薬剤師の仕事をしています」というふわっとした言葉があって，その中に薬剤師が行う業務が全て含まれています．だから，「調剤」という言葉の解釈を変えることだけに懸命になるよりも，言葉の定義を明確にして，そのもとに仕事をした方がよいのではないかと思います．

岩月 　だから，薬剤師法には「医薬品の供給」と書いてあるのです．薬剤師法に書いてある調剤は調製行為であって，その後の医薬品の供給という言葉が全て含むことになるわけです．

若子 　そうすると，現在の職域を超えた薬剤師の仕事を表現しようとするときには，医薬品の供給の解釈を拡大していくことになるのでしょうか．仮にワクチンを薬剤師が接種しようと思ったときに，それは医薬品の供給ということになる？

岩月 　そうなります．診断を伴わない医薬品の供給です．診断は医師の仕事であって，その結果，薬物療法が必要であれば処方箋を書く．原則は日本の医師法でもそうなっています．医師の指示を受けて医薬品を供給する薬剤師は，そのクオリティを高めるために，付加価値をつけるためにいろんな勉強をして，そのことが国民や患者のためになるのであれば，その結果として報酬が得られるのです．付加価値というものは，投資しないと生まれません．専門職の場合は，それが知識や経験だったりする．マニュアルに沿ってテーブルを横に拭いて縦に拭いてというものは知識ではないですよね．さらに，プロフェッショナルな業務を付加価値に代えていくためには，それを評価できる人が必要になります．

若子 　医師法には「医師は，医療及び保険指導を掌る」と明記されていますが，これもかなり上手く選ばれた言葉として使われています．薬剤師も，法令の裏付けのもとに，時代に即した明確な定義をつくって，その用語をもとに戦略を立てていった方がいいのではないでしょうか？

岩月 　先に言ったように，医薬品の供給という言葉で括ればいいと思います．会社の定款ではないですが，「及びそれに付随する事項」と，法律を変えるときには，あやふやな文言をつくることは許されません．だから，「医薬品の供給及びそれに付随する事項」とした方が，薬剤師の任務としては理解しやすいと思います．薬事衛生は残したほうがよいかもしれないですが，昔の人たちはおそらく薬事衛生という言葉に全てを込めたのか

もしれません.

若子 「医薬品の供給及びそれに付随する事項」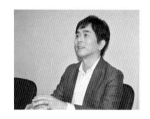
はよいアイデアですね. さらに「診断」と
いう言葉についてお聞きします. 薬剤師
が適切なタイミングで受診勧奨すると
きに, その行為をどのような用語で表現
すればよいのでしょうか. 実際には, 風邪かなって自己判断するのも診
断ですし, コンピュータがフリーズしたときも診断という言葉を使いま
す. 診断せずに適切なOTCは選べませんし, 適切なタイミングで受診
勧奨もできません. どのレベルで診断するのかを明確にして, ここまで
の診断は医師が行い, その先は薬剤師, さらにその先は患者というよう
に考える方が適切ではないでしょうか.

岩月 だから判断と言うのです. 先ほどのpracticeという言葉も実践すると
いう意味ですね. 欧米では, practiceは自分の職能に基づいた用語で
あるとことは暗黙の了解事項です. つまり, 薬剤師がpracticeと言っ
たとき, その背景には薬剤師が持つ技能や専門知識があるから, 誰にも
干渉されることがないのです.

若子 単なる言葉の問題ではあるのですが, このような問題が存在しているこ
とを薬剤師には知ってもらいたいと思います.

岩月 英語は, いってみれば26文字のコードです. 例えばテーブルと言った
ときのtableはテーブルでしかありえません. ところが, 日本で机と言
うといろんな意味に解釈されます. これは日本語という言語を使ってい
ることの最大の欠点です. 表意文字であればきちんとした言葉を用いな
くてはいけないのに, 表意文字であるがゆえに非常に曖昧です.

若子 英語では表現できない言葉が, 日本語では普通にできますよね. 特に長
年英語圏で生活してから日本に戻ると, 意味が分からない言葉が多いと
感じます. 診断と調剤に関しては, 薬剤師が主体的に新しい言葉をつく
るなり, 解釈を変更, 拡大するなり, 自分たちの仕事を明確にするため
の線引きを, 自分たちの手で実現して欲しいと思います.

岩月 つまりは棲み分けということです. 世の中, 全てが専門家でなくては駄
目だということはありません. 例えば, 日本における外用の消炎鎮痛剤
の売上高は, 医療用医薬品が約5000億円です. 一方, OTCは約500億

円です．ですが，医療用の5000億は主に高齢者が使っており，OTC
はほぼ若いスポーツ選手が使っています．要するに市場が違う．つまり，
棲み分けができているのです．そのため，医療用をOTCにして保険給
付から外しますとなると，おそらく市場が10分の1になる．だから棲
み分けだということをちゃんと言うことが大事です．

若子 自分の専門性の範囲を明確にする必要があるということですね．自分た
ちの限界を知った上で，必要に応じてよりレベルの高い診断を他の人に
求めることができる体制づくりをしたほうがいいと．

岩月 その通りです．自助，共助，公助，の順番で．日本のニュース番組では，
新橋のサラリーマンにインタビューする映像がよく流れていますが，テ
レビが素人の意見でポピュリズムをつくってしまいかねません．CNN
やBBCでは素人が意見を述べることは見かけません．

若子 日本の報道は独特ですね．日本の薬剤師もエビデンスをもって理詰めで
議論することも必要だとは思いますが，メディアを巻き込んで上手に
PRやマーケティング活動をやった方がいいと思います．

岩月 情報を受け取る側の責任だということを大前提とすれば，出し側はきち
んとした情報を出さなくてはなりません．日本では，出し側はちゃんと
しているから，受け手側は理解できなくても構わないとなってしまう．

日本でもEHRを推進すべきか ———

若子 カナダの薬局ではEHR（電子健康記録）といって，患者の総合的な健康
情報を調剤記録とともにクラウド化して共有しています．先述のカレッ
ジが，薬局の設備要件のような形で州内の全薬局をネットワークで繋げ
ています．これを進めることで薬剤師の職能も広がるという相関関係も
認められており，ICTが患者の利益になるように，他の医療者の役に立
つように活用されています．日本でも薬剤師が主導して病院や診療所と

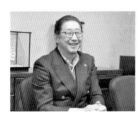

医療記録を共有し，薬局と繋がるネットワー
クの構築を目指すべきだと考えています．

岩月 おっしゃる通りだとは思います．ただ，
日本で全面的なシステム改革を行うた
めには，行政をうまく活用した方が早
いという現実もあるわけです．カナダ

では薬局とその他の医療機関はイコールコンディションなので，どうすれば差別化できるかを薬局が考えるのだと思います．クラウド上の情報を用いて患者が任意の薬局を選べば，どの薬局でもほぼ均一な調剤情報に基づいた調剤をする．そうすると，あちらの薬局の方がいいという判断は，消費者の志向に左右されます．会社の帰り道にある薬局だからとか，様々な理由があるわけです．さらに均一化した結果，質が上がるとも言えるでしょう．均一化すると，その地点から再び上に行くためには新しい努力が必要になります．アングロサクソンの人たちはそれがすごく上手だと思います．

若子 民族性もありますからね．

岩月 ネットワークをつくること自体は大賛成です．巨大なチェーン薬局であれ，小さな薬局であれ，双方でイコールコンディションをつくる前提で．患者が選択したにも関わらず，その薬局には患者が必要とする薬が置かれていないとか，薬局がネットワークに繋がっていないとすれば，患者の不利益になります．日本では，国がお金を出してインフラ整備をしてくれます．図案は自分たちが描いて，それを行政が活用する手段を考えることも一案だと思います．

若子 災害時を想定したときに，日本全国どこでも調剤記録を見ることができれば，誰が何の薬を飲んでいるのかが分かります．薬剤師がプロとしての仕事をするためにはその情報が必要だと訴えることも可能ですね．局地的な災害があったときも，その地域でどのような調剤のトレンドがあって，どのような薬が不足するのかということが，外から統計をとればすぐに分かります．お薬手帳を紛失したので何の薬を飲んでいるか分からないとか，スマホの電源も入る保証はない状況を想定し，このようなネットワークがあれば対処できるという議論は，国民や他のステークホルダーに対してもメリットを強調しやすいように思います．

岩月 電子薬歴サーバーですね．

若子 クラウド化した．少なくとも都道府県単位，できれば全国で．

岩月 たぶん全国でしょうね．県境もありますし．

若子 例えば，車の自動運転が完全に成立した先にある世界は，車の質を高めるために一生懸命に努力してきた自動車メーカーからすると，完全にパラダイムシフトなわけです．その後の世界は，プラットフォームをつくっ

て提供することを徹底してきた企業と，そうでなかった企業との違いが生まれるでしょう．薬剤師も同様に，将来的にEHRの分野でリードしたいのであれば，プラットフォームをつくって提供することに力を注ぐべきではないでしょうか．同時に，そのことによって，10年，20年先に違う世界が見えるかもしれないと言いたいのです．

岩月 繰り返しますが，キーワードはイコールコンディションです．患者がこの薬局で調剤して欲しいといった瞬間に，クラウドにあげた薬歴を誰でも見ることができるとすれば，公平性をどのように担保するかを考えなくてはなりません．それが実現されれば，かかりつけ薬局，かかりつけ薬剤師というものは，本来の意味でのかかりつけになる．それ以外のサービスなどで患者の選択肢が生まれてくるわけだから，もちろん，薬剤師の仕事の本質で選ばれることもあるでしょう．ですが，子供同士が同じ幼稚園に通っているという理由で，友だちの母親の薬剤師さんがいる薬局に行くかもしれません．そのことを正当化するためには，イコールコンディションが絶対に必要になります．

若子 カナダでは調剤記録は全て電子的に記録されていくので，調剤のデータを入力すると，調剤報酬の計算も全部済ませることができます．高齢者人口が増加する一方で，生産年齢の人口が減っていく日本の現状を鑑みると，現行の医療保険制度を維持していくことは困難です．ですから，クラウドに記録していく先の流れとして，カナダのように保険給付の報酬請求を行えるようなインフラを整えていくという考えは，保険者にとっても利益を共有できる部分かもしれないと思います．

岩月 ご存じのように，日本では医療情報のオープンソースについての議論が行われています．ですが，日本のように行政が関与する場合には，カナダのような広大なネットワークにはなりません．厚生労働省をはじめ，医師会や健保連も多くのデータを保有しているのに，新たに薬剤師会がデータベースをつくったとしても全く互換性のないデータになります．自分たちの政策を実現するためのデータを自ら持つことは非常に重要です．しかし，そのデータを共有し，新しいシステムを実現しようといったとき，全てをご破算にして平等にすることは，日本では難しいように思います．

若子 現状をどこから変えればいいのかと考えたとき，薬剤師や開業医の行動

変容を変えようするよりも，その上流にある病院の病床数や入院治療の在り方を見直さないといけないという考えに行き着いたのです．欧米諸国と比較して，日本は入院日数が格段に長く，受診回数も圧倒的に多く，入院も圧倒的に簡単にできます．つまり，この部分に一番お金がかかっています．ですから，まずは病院の病床数と入院治療の在り方を根本的に変えるべきなのではないかと．費用対効果の議論と併せて，全世界的な標準治療の在り方や入院治療の在り方について，上流から改革する方法論の方がいいかなと思います．

岩月 そのさらに上流があって，日本は医者も患者も病気を治すと言うわけです．キリスト教的な世界観で言うと，それは神様の思し召しだから，医者は治すではなく，病気と付き合えと言うのです．そして患者たちは，なぜ病気になったかではなく，いま困っている症状を何とかして欲しいと言うのです．日本人は自分が悪いと考えるから，なんでこんなことになっちゃったんですかねとか言う．一番の根本は治すという概念をやめること．それには患者教育が必要です．

若子 日本ではその教育からですかね．

岩月 病気と付き合いましょうということ．治らないと言うと反論があるかもしれませんが，特に器質的な変化は治らないのです．でも，そういうことは言わずに，また来月受診するようにと言う．治らないのに何のために受診するんだと怒る患者もいない．欧米の考え方が全てよいとは思いませんが，日本人的な考えは合理性に欠ける傾向があるように思います．

若子 そのような論点で薬剤師からも PR して欲しいですね．

岩月 大事なのは棲み分けです．スイスのヴォー州では，2019 年から薬剤師がインフルエンザの予防接種を行うようになりました．私も実際にスイスに行って，現地の薬剤師会の会長に聞いたのですが，インフルエンザの予防接種を薬剤師がやりたいといったら，ものすごい勢いで医師会が反発したそうです．薬剤師会がどうしたかというと，スイスは民間保険の国ですが，保険会社のデータを見ると，それまでインフルエンザの予防接種を受けていた住民は人口の 25％で，75％の住民は接種してないのだから，これまでの 25％は取らない代わりに，残りの 75％を棲み分けようと医師会に提案したそうです．そうすれば Win-Win だと．残りの 75％を折半したとしても医師会の取り分の方が多いと言ったら，み

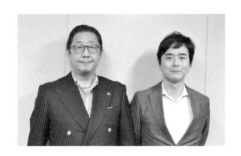

んな納得したそうです。

若子 お互いが遠慮する文化は美しい側面もありますが、そこに関わる全ての人間が幸せになれわけではないようにも思います。

岩月 偏った幸せや、偏った公平性ではなく、例えばスイッチOTC医薬品の議論をするとき、ジェネリックに変更するときと同じような手法ですが、OTC医薬品を使った分だけ保険医療費が減るのなら、減った分の何割かは医師の指導料としてフィードバックするという議論を考えても良いかもしれません。より良い方法があるかもしれませんが、次善の策でそういった方策も考えなければいけないと思います。先ほどの診断も棲み分けですね。人生の最後のステージは先生方の専門領域だから、それはお任せしますと。そこに至るまでに皆が何も考えずに頼られても困りますよねと。受診かセルフメディケーションかという選択ではなく、ミックスして自分の健康を考える、OTC医薬品についても、そういった説明はしてもいいのかなと思います。そこを改めて見直して、国民のために何が必要なのかと言ったときに、薬局、薬剤師の本来的な立ち位置が見えてくると思います。

若子 本当にそう思います。様々な状況がありますが、同時に変化するチャンスでもあります。原点に立ち返って、薬局、薬剤師はどうあるべきかを真剣に議論しなくてはならないですね。本日は貴重なお話を聞かせていただきありがとうございました。

2

////////

国民皆保険制度の
維持へ貢献せよ

対談 2 若子直也 × 幸野庄司 氏（健康保険組合連合会理事）

医療保険制度の課題と薬剤師が果たすべき役割 → p.99

「リフィル処方箋」が
本来持つ意味

　リフィルとは直訳すれば「おかわり」，同じ内容でもう1回という意味です．日本ではリフィル処方箋のことを「繰り返し使える処方箋」と表現する場合がありますが，その実態を表す説明としては不十分です．

　「リフィル処方箋」という用語が登場したのがいつだったのか定かではありませんが，私が確認した限りでは1997年に日本薬剤師会が公表した，いわゆる「グランドデザイン」において「症状が安定した患者には，3ヵ月または6ヵ月毎の定期検診を行い，リフィル処方せんを発行する」との記述が，最も明確に薬剤師が主体となって発信した提案のようです[1]．この時点からリフィル「処方箋を発行する」の部分に注目が集まり，処方箋の様式の一部としての扱われ方に収束していった結果として，ひとまず制度においては，分割調剤の導入に落ち着いたのでしょう．

リフィル処方箋を巡る議論の本質

　しかしながら，リフィルを巡る論点は本来，処方箋の形式そのものではありません．「症状が安定した患者には，3ヵ月または6ヵ月毎の定期検診を行い」ながら慢性疾患を診療する部分です．リフィルの本質は，90日や180日といった超長期処方の管理を薬局が行うことにあります．すなわち，患者がリフィル調剤を依頼する際，疾患の簡単な経過観察を行いつつ処方内容の妥当性を薬剤師が継続的に評価・判断し，調剤するか，受診勧奨するべきか

を患者と決めていく過程を通して，リフィルという調剤サイクルのパターンが成立することを意味しています．言い換えれば，リフィル処方箋制度とは，1つの処方箋で定められた期間中は，医師の診察を受けることなく複数回薬局で薬を受け取ることができる制度と考えれば[2]，より正しい理解へ近づきます．

2016年度の診療報酬改定の際，長期保存困難時やジェネリックの使用時だけでなく，処方医の指示による分割調剤という仕組みが盛り込まれた背景には，将来的に超長期処方を薬局がリフィルの仕組みで担当することを想定し，その準備段階として実験的に導入するという行政側の意図があったと考えるのが自然です．医師の指示が必要とはいえ，薬局が医療機関と積極的に連携し，長期処方の期間において薬剤師が介入する意義を示して欲しいと願ったのだろうと私は推測しました．しかし，残念ながらその後の数年間で，処方医との相談により例えば30日以上の処方を分割し，その途中2週間前後で薬の専門家として患者の経過観察を行い，患者と医師への情報提供に積極的に取り組んで来た薬局は多くなかったようです[3]．

カナダの主要な州では，高血圧，糖尿病，うつ病，緑内障，喘息などありとあらゆる慢性疾患は病態が安定している場合，定期薬の処方は6ヵ月や1年分の長期が基本です．家庭医（日本でいうかかりつけ医），専門医ともに3〜4ヵ月に1回の診察サイクルを繰り返しながら患者を診ていますが，診察するたびに定期薬が変更にはなることはありません．

つまり，受診のたびに新しい処方箋を発行し，そのタイミングで薬局に行ってもらうという日本のような患者の動線を管理する意味もありません．薬局には行きたいときに行けばよいのです．また，後述するように，カナダでは患者が利用する医療保険の種類などにより受け取る薬の数やタイミングは一律ではないため，

保険会社や公的医療保障の給付要件が異なります．そのため，どの条件が揃えば患者の自己負担が最も軽くなるのかという判断は，実際の給付状況をリアルタイムに知る薬剤師に任されています．調剤報酬請求がリアルタイム，オンラインであることを思い出してください．

カナダにおけるリフィルの実際

　超長期処方とリフィルに際して，実際にBC州の薬局がどのように調剤を行っているのかを簡単に説明します．図3のように，メトホルミン90日分の処方にリフィル1回が上乗せされている場合，患者は初回に90日分，この後さらに90日分の薬を薬局で受け取ることができます．この疾患については医師に受診して相談し，判断を仰ぐ必要はありません．

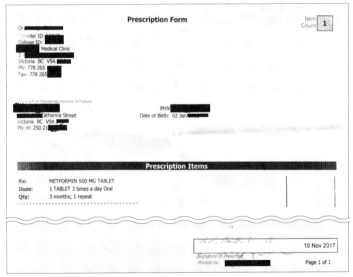

図3　実際にカナダで使われている処方箋の例
メトホルミン500mg　1錠1日3回　3ヵ月分（90日分）　リフィル1回　と読む．用法に食前後の指示が無いのは，薬剤師が判断し補完するのが一般的だから．

患者はリフィル調剤を受ける際に，薬剤師とともに継続服用するかを決めていきます．これは受診を制限し，180日後まで医師に会えないという意味ではなく，単純に受診と処方箋発行，治療薬交付のタイミングが一緒でないだけです．処方箋を発行してから14日後に下腹部痛で受診するというケースもあり得ます．一方で，理論上では180日間医師の診察を受けないことも可能です．あくまでも患者の状態と医師，薬剤師の判断に応じて決められていくのです．

　交付する薬の数も，初回を含め90日分である必要はありません．薬学的判断から30日分だけを渡すこともあり得ます．例えば，残薬の状況や公的医療保障や民間医療保険の給付要件などの患者の希望によって，42日分，60日分などとなる場合もあります．また，交付した薬の日数分を医師に報告する義務もありません．医師はそのような些細なことを積極的に知ることも望みません．例えば，次の受診日の予約が3ヵ月後と決まっているなら，その間に患者に気を付けて欲しいことや，即受診が必要な体調の変化などについては伝えますし，途中で様態が変化すれば患者は薬局に相談し，薬剤師が受診勧奨する仕組みが機能していると知っているからです．もちろん，患者が診療所に電話で相談した結果として，スタッフや医師が患者の診察を促すシナリオもあるでしょう．

　薬剤師は丁寧な服薬指導を通して十分な聞き取りと情報提供を行いつつ，患者の症状が安定していればリフィル調剤を行う一方で，病態が変化すれば漫然と調剤はせず，受診させて同一処方の継続が適切か否かを医師に判断してもらうというプロセスに注目して欲しいと思います．

リフィル導入のために求められること

　日本においてはリフィルか分割調剤か，用語選びに大した意味

はありません．例えば，高血圧や軽度のうつ病などの合併症が少ない慢性疾患で，検査結果のように客観的な指標や自覚症状を患者自身が観察して記録を取れる場合は，随時，薬剤師が患者の相談に乗り，必要に応じて適切なタイミングで受診を勧奨できるはずです．薬効薬理だけでなく，生理学などの基礎学問を修めた専門職が勤務する薬局が全国に6万近くもあるにも関わらず，こうした患者が治療薬を受け取るためだけに何度も受診し，より高度な臨床判断ができるはずの医師の時間を浪費させる必要はあるのでしょうか？薬局も医療提供施設なのです．

リフィル導入のためには，分割調剤によって有害事象が発生せず，かつ患者の不要不急な受診を減らすことで医療費の適正化に効果があることを示す必要があります．これは診療所の経営を圧迫することを意味しません．日本でも，2020年の新型コロナウイルス感染症による緊急事態宣言発令後，多くの患者が不要不急の受診を控えたために診療所が経営危機に陥る事態が多発しました．その一方で，この期間，慢性疾患のコントロールが失われ，具体的にネガティブな健康アウトカムが見られた報告もありません．この事実は，患者が医学的に意味のない頻回受診を繰り返さなければ医療機関の経営が成り立たないという，診療報酬の仕組みを見直す必要があることを示唆しています．

行政や保険者とともに医科，調剤の報酬構造の改革へと力強く歩んで，医師を過重労働から解放するために汗をかくのは薬剤師であるはずです．その根拠となるのが，厚生労働省が今後の医薬分業の在り方として描く，医薬品の服用期間を通じた服薬状況の把握，薬学的判断と管理を行う体制作りであり[4]，分割調剤によるデータを示すのはこの1つの主要な方法だと考えます．その後で，例えば28日分の処方を全て56日分，84日分へと切り替えていくことがリフィル実現へのロードマップとなるでしょう．リ

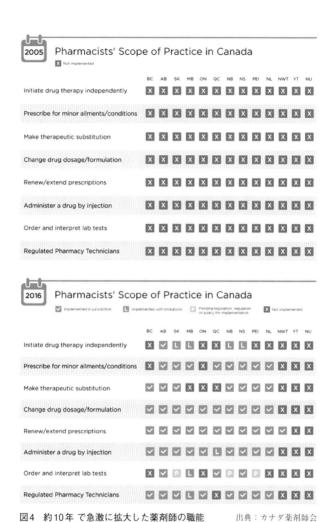

図4　約10年 で急激に拡大した薬剤師の職能　　　出典：カナダ薬剤師会

フィル受け取り時に限らず，患者が処方箋という紙を持たずに来局し，薬局が医療施設として地域医療で重要な役割を果たすためには，その道筋を我々薬剤師が示さなければなりません．分割調剤の積極的な活用は，その始まりに過ぎないのです．

余談ですが，前述の日本薬剤師会によるグランドデザインでは，策定までの手順として「国内の薬局の現状を把握するとともに世界的な傾向を誤ることなくとらえる」としながら，医薬品の適正使用や薬剤費の適正化の推進が日本のみならず全世界的な課題であると指摘しており[1]，当時の日本薬剤師会の慧眼が光ります．グランドデザインが公表された1997年当時，まだカナダの薬剤師にはワクチン接種はおろか処方変更など積極的な薬学的介入も認められていませんでした（**図4**）．その後の20年で急激にその職能範囲を拡大し現在に至ったことを思うと[5]，ビジョン，戦略，意思決定のスピードと実行力を保ち続ければ，薬剤師の仕事内容を決定的に変えられるのだと確信しています．

▌文献 ──

1) 薬局のグランドデザイン−将来ビジョンと21世紀初頭に向けての活動方針−」(最終答申) 日本薬剤師会医薬分業対策本部 (1997年).
2) 薬局薬剤師に求められる役割の変遷と現在の議論. レファレンス 820号, 2019. pp.43-65.
3) 厚生労働省：中央社会保険医療協議会総会 第417回議事録 (2019年6月26日).
4) 厚生科学審議会 医薬品医療機器制度部会：薬機法等制度改正に関するとりまとめ (平成30年12月25日).
5) PAM 2016: Changing roles help pharmacists do more for patients, Canadian Pharmacists Association: https://www.pharmacists.ca/news-events/cpha-blog/pharmacist-awareness-month-2016/, accessed 1 July, 2020.

薬剤師職能と参照価格制度

　北米の国々は移民が多く，様々な人種や文化的な背景を持つ
人々が共生していること，また，国家が成立した歴史などの共通
点も少なくないことから，しばしば混同されます．しかし，カナ
ダは日本の国民皆保険制度と同様の公的医療保障を採用している
点で，アメリカの医療制度とは大きな違いがあります．カナダは
財源が基本は税方式である点が日本との相違点ですが，全ての国
民と永住者が医療保険に加入し，患者識別番号を得る義務がある
点が，日本の皆保険制度と類似しています．

　超高齢社会を迎え，人口動態が変化する中で医療費が際限なく
増大する日本では，医療費の適正化という対策を講じなければ保
険料率を上げ続ける以外に国民皆保険制度を維持する方法はあり

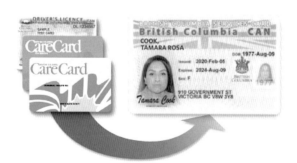

図5　BC州のいわゆる保険証（BC Services Card）
左は以前の保険証や写真付き身分証明証など．2013年から免許証も含め右のような1つのカー
ドに統合された．公的医療保障の患者識別番号は裏面に記載されている．
出典：BC州政府　https://www2.gov.bc.ca/gov/content/governments/government-id/bc-services-
card/types-of-cards

ません[1]．これに対して，カナダの公的医療保障は検証と見直しを続けた2016年までの5年間のトレンドが続けば，2021年から少なくとも近い将来においては対GDP比で医療費を維持することが可能とされています[2]．その中で薬剤師はユニークな職能を発揮し，薬剤費の適正化を通して公的医療保障の財政健全化に大きな役割を果たしています．その一例が参照価格制です．

参照価格制に関わる議論の課題

　参照価格制度はカナダの薬剤師が日常的に接する仕組みの1つです．日本で導入が議論された参照価格制度は，後発医薬品（後発品）と長期収載品（後発品のある先発医薬品）との差額を患者負担とするシンプルな制度であり，自己負担増を嫌う患者を後発品へと誘導する仕組みです．長期収載品への保険給付額を後発品相当額のみとして，その差額を窓口負担にダイレクトに反映させれば効果は絶大だと思われます．

　後発品の品質を疑う声も根強くありますが，30年前ならまだしも，現在は改善されていることに疑いの余地はありません．データに基づいて審査を行った上で，先発医薬品と治療学的に同等であり，先発医薬品と代替可能な医薬品であると厚生労働大臣が承認をしたものだけがジェネリック医薬品として供給されています[3]．ここでは後発品の質の議論はしませんが，少なくともほぼ100%の後発品医薬品が生物学的に同等なことが事実である以上，患者が希望すれば長期収載品を選択できる自由は残し，相応な負担をお願いするのは道理にかなっていると言えます．現実に導入されれば，差額の負担金増を嫌い，薬価全体が給付対象となる後発品を選択する患者が加速度的に増えるのは間違いなく，薬剤費の適正化に一定の効果を期待できる手法と見られています．

　参照価格制度はドイツやフランスなどのヨーロッパ諸国，ある

いはカナダなどの北米でも採用されているものの[4]，日本では長年見送られてきた経緯があります．直近では，内閣府の経済財政諮問会議で「骨太の方針2017」の検討課題に上りながら，最終的に削除された形で閣議決定されました[5]．日本医師会などはこれを積極的に評価していましたが，国民目線では本当に良しとするべきか議論の余地が残ります．

現在，日本における後発品の数量シェアは70％前後ですが，超高齢社会に突入する中で，これを80％の水準にする方向で国の意向は動いています[6]．一方で，北米やヨーロッパのように高齢社会化が日本ほど深刻な懸念となっていない州や国であっても，後発品のシェアが75％以上，80％や90％の場合もあります[7,8]．

カナダのBC州でも，薬局で長期収載品を調剤する機会はそれほど多くありません．10剤のうち2，3剤は長期収載品といったところで，実態に即した数字と感じます．患者が希望した場合は相応の負担を求めるとして，医学的な理由により医師が必要と判断した場合には保険給付を手厚く，具体的には全額を給付対象とする弾力的な運用も可能です．例えば，賦形剤による副作用が発生した場合などは，医師の診断書を保険者に提出することで，特例として長期収載品の全額を給付対象とする対応が可能です．また，後発品メーカーが原材料の調達に苦労するなど，後発品の安定供給が困難な事態が生じ，長期収載品のみが入手可能である場合は，自動的に長期収載品の全額を給付対象とする措置も可能です．

実際に，カナダでは主要な処方箋医薬品の後発品が市場で入手困難になるという困った実態がしばしば発生します[9]．日本と比較して，特に高齢者に頻用するメジャーな薬剤の後発品価格が全体として低く抑えられた状況が，後発品メーカーの経営に多少なりとも影響を与えているようです[10]．イルベサルタンやラベプラゾールのように使用頻度が高く使いやすい薬の後発品が何らかの

理由で突然姿を消す状況は，日本では想像しにくいように思います．不思議なことに，こうした供給不良の最中でも長期収載品は購入可能な場合も往々にしてあり，ひとまず処方の変更は不要だとしても，何らの責任もない患者に後発品との差額を支払わせるのは筋が通りません．このような場合は，医師による書類提出などを経ることなく，調剤報酬システム内で当該薬剤の償還額を後発品から長期収載品に一時的に変更し，供給が改善するまで措置を継続すれば問題ありません．参照価格制度の議論では，後発品の品質や安定供給の確保に対する危惧の声も少なからず聞きますが，上記のように制度面での柔軟性を検討すればよいだけであり，稀に発生する状況を理由に制度自体を見送ることは賢明とは思えません．

先進国における参照価格制度の実例

　前述のように，日本版参照価格制度で想定されている仕組みは自己負担増を理由に患者の行動変容を促し，後発品への切り替えを進めるものです．他の先進国ではさらに同一薬効グループ内で最も使用経験が豊富で，費用対効果に優れた1剤を参照薬として，この比較的安価である参照薬の価格分しか医療保険や公的医療保障が償還しない仕組みもあります．

　同一薬効グループとはPPI，ARB，ACE阻害剤やNSAIDsなど比較的安全性の高い慢性疾患治療薬の中でも，分子構造や作用機序が同じ薬のグループです．ここでも同じく，参照薬以外の薬との間に差額があれば，その差額は患者の自己負担となります．参照薬との差額を窓口負担に直接的に反映することで，費用面から患者の薬物療法に対する関心を促し，薬剤師が費用対効果の高い選択肢を含めた説明をすることで，患者のInformed Decisionへと結びつけます．

カナダでは，保険者のフォーミュラリーや参照価格制度など保険制度を理解する薬剤師が医師に積極的な処方提案や独自の判断による処方修正を行っています．PPIなどの同一薬効グループ内で処方を変更する権限も与えられています．例えば，患者の持参した処方箋にPPIがパントプラゾールと記載されているとします．その患者は病院を退院したばかりで，入院前の数年間はラベプラゾールを服用していました．このような場面で，薬剤師は次の2つのシナリオを想定し，さらに2つのアクションから適切なものを選んで実行します．

　　シナリオ1：医学的観点から切り替えが必要だったためパントプラゾールが処方された．
　　シナリオ2：院内フォーミュラリーにラベプラゾールが収載されていなかったためパントプラゾールに変更された．
　　アクション1：疑義照会して処方医に変更意図を確認する
　　アクション2：疑義照会せず自らの権限で変更する

　その地域で十分な薬局勤務の経験があると，基幹病院のフォーミュラリーの状況はそれとなく分かってきます．経験値を使って素早い判断ができる薬剤師は，シナリオ2だと予測するのが一般的です．これを軸に他の情報や判断材料を揃え決断するのは，アクション1ではなく，アクション2の場合が多いです．アクション2はAdaptation（筆者訳：処方適正化）と呼ばれ，調剤報酬に加算される代わりに，責任の所在は全面的に薬剤師が負います．処方が変更された結果として，副作用など有害事象に繋がった場合に罰則を受けるのは医師ではなく，当然，その変更を行った薬剤師です．なお，別項で説明しますが，Adaptationには用法，用量や剤形変更なども含まれます．

薬剤師は安全性や利便性を確保し，患者としての国民の味方を
するだけでなく，納税者としての国民の味方にもなる時期に来て
います．保険制度の仕組みを理解しつつ，費用対効果が最も高い
薬物治療を推進するためには，薬の専門家である薬剤師こそが絶
好の位置に立っています．率先して行政，保険者と薬剤師が協力
して，患者の自己負担と医療保険財政の負担を最適化するバラン
スを模索する．この先にこそ職能の再定義があると思います．

　後発品の使用を推進し，持続可能な社会保障制度を目指す政府，
行政をサポートするために，参照価格制度の導入はその1つのア
プローチになると思います．

▌文献 ───

1) 健康保険組合連合会：今，必要な医療保険の重点施策−2022年危機に向けた健
　保連の提案−(2019年9月9日)．
2) The Sustainability of Health Care Spending in Canada 2017. the Fraser Institute.
　https://www2.gov.bc.ca/gov/content/governments/government-id/bc-services-
　card/types-of-cards
3) 厚生労働省 医薬食品局審査管理課：後発医薬品品質情報 No.2(平成26年12月)．
4) 健康保険組合連合会：健保連海外医療保障．No.89, 2011年3月．
5) 薬事日報：骨太方針，成長戦略を決定−「参照価格制度」の記述削除(2017年6月
　14日)．
6) 厚生労働省：後発医薬品(ジェネリック医薬品)の使用促進について．
　https://www.mhlw.go.jp/stf/seisakunitsuite/bunya/kenkou_iryou/iryou/
　kouhatu-iyaku/index.html
7) 後発医薬品の使用割合の推移と目標(厚生労働省資料)．
8) Generics360−Generic Drugs in Canada, 2018. Patented Medicine Prices Review
　Board.
9) PharmaCare Drug Shortage, Ministry of Health-Province of British Columbia
　https://www2.gov.bc.ca/gov/content/health/practitioner-professional-
　resources/pharmacare/pharmacies/drug-shortage-information
10) Preventing Drug Shortages: Identifying Risks and Strategies to Address
　Manufacturing-Related Drug Shortages in Canada. The Multi-Stake Holder
　Steering Committee On Drug Shortages In Canada.

受診せずとも購入できる
医薬品の拡大は国民の利益に⁉

　2018年8月1日に開催された厚生労働省の「第5回　医療用から要指導・一般用への転用に関する評価検討会議」で，プロトンポンプ阻害剤（PPI）3成分のスイッチ化が見送られました[1]．会議ではナプロキセンを含めた数種の薬剤が議題として上がっていました．議事録を読み進めると，トピックがPPIに差し掛かるくだりで，それまで穏やかに進行していた専門家たちの間に見えない火花が散り，駆け引きが始まる様子がありありと伝わってきます．

　冒頭で厚生労働省の担当者がPPIの短期・長期間使用に関する安全性や議論に供するエビデンスとともに，「要指導医薬品を販売する際の情報提供等の対応がどうであるか」についての参考となる調査結果を示しました．続いて消化器内科の権威が短期間の使用であれ「消化器内科，学会の医学的な見地から意見」を言えば「PPIは，…今日お話に出たNSIDs（ナプロキセン）よりも恐らく安全」で，「良い薬は安全性が担保されれば，当然ながらOTC化していいのではないかとは思う」と前向きな検討を促しました．しかしこの後，日本医師会から参加する委員がOTCには既にH_2ブロッカーもあり，また悪性腫瘍の症状をマスクする可能性はありとした専門医の意見をことさらに強調しながらPPIのOTC化に猛然と反対意見を述べ，先の専門医も気圧されるように「（PPIの規制区分は）政治の世界というか，どういうふうに取り扱うのか分かりません」とポロリこぼす場面もありました．

　この検討会議でPPIのOTC化が見送られた背景には，厚労省

が参考資料として議論に供した「2016年度 医薬品販売制度実態把握調査」の結果も影を落としていると聞き及んでいます．私が目を通した限りでは，この調査結果は薬剤師の積極的な介入の有無という点について可もなく不可もないといったところですが，「濫用などの恐れのある医薬品を複数購入しようとした時の対応」について，「質問されずに購入できた」ケースが36.6%あり，この傾向が14年度から16年度まで増加傾向にあることが災いしたようです．

説明義務を怠った薬剤師に罰則はないが，店舗に対する業務改善命令で対応する現実などを厚生労働省側が説明しつつ，行政としても安全性担保の仕組みが十分に機能していないことへの問題意識を滲ませていました．これに医師の委員らが同調し，薬剤師会への期待と強い要望が次々と意見として述べられました．最終的にPPIのOTC化は当面は見送るとして意見が収斂したところで，「今回のものは完全に「否」ということでよろしいのですね」との医師会の委員のダメ押しによってこの議論に終止符が打たれました．

私自身はこの点について楽観視はしないものの，そこまで深刻には見ていません．というのは，この調査はデザインの限界があったため，限定的な状況からの知見しか得られておらず，薬剤師会と行政がOTC販売とカウンセリングに関するプロトコルを作成し，薬剤師に対して服薬指導を徹底するよう周知すれば短期間で改善すると信じているからです．カナダでも要指導の規制区分に属する医薬品が薬剤師ではなくアシスタントにより手渡される場合があり，服薬指導を行わない薬剤師も一定数います．日本との違いは，これが監査員に見つかれば薬剤師と薬局管理者が厳重な注意を受け，最悪の場合は一定期間，薬剤師免許や薬局の営業許可が停止されるなどの厳しい処分の対象になることです．

この会議でも度々発言されたように，薬剤師個人に罰則規定を設ける制度も検討する余地はあるかもしれません．専門医である委員の「（薬剤師による安全性確保が機能していると示す）エビデンスが積み重なってPPIが短期だったら安全だからOTC化できるよというふうな形に，近い将来なればいい」という発言は，体勢を整えて欲しいとの期待が寄せられている表れでもあり，その重さを我々薬剤師は受け止めたいものです．

■ スイッチOTC化がもたらす医療費抑制効果

カナダでは，安全性が確立した医療用医薬品の一部をOTCへとスイッチすることで医療費の抑制効果が期待できるとの議論が長く行われています．2017年3月に大手シンクタンクが発表した大規模な研究報告により，特定の医薬品グループのスイッチOTC化が加速するのではとの見方が強まりました．この報告は，PPIを含む3つの大きな治療薬カテゴリーの規制区分を段階的に引き下げ，処方箋なしで入手できるよう当該医薬品のアクセスを向上させることで，年間で約1000億円の経済効果が期待できるとしています[2]．

人口約3800万人，総医療費が24兆円規模のカナダでは，この想定はかなりのインパクトがあると思います．この調査は，直接的に医療費を抑制する部分だけでなく，不要不急の受診を抑制することによる医療の効率化，辛い症状や受診による職場の欠勤が減ることや，結果として期待できる企業の生産性向上なども含めた大がかりな経済モデルも作成，評価しており，説得力は十分にあります．実際，この報告が出された後にPPIの多くは医師による処方箋なしで薬剤師の説明による小包装の販売が可能になりました．

ここで見られるように，薬剤師が自らの職能を再定義する際に

欠かせない論点は，薬局，薬剤師の介入による医療の効率化と社会保障費の伸びの抑制ではないでしょうか．スイッチOTC化については，カナダの例にあるように，少なくとも上記の論点については，受診せずとも購入できる医薬品を拡大することは国民の利益になるはずです．

　リフィルやナショナルフォーミュラリーの策定も同様，持続可能な国民皆保険を巡り行政や保険者は薬剤師を活用することを想定してきたはずです．しかし，これまでのところ当事者である薬剤師はこれに十分に応えてきた様子は見られません．条件が全て揃い，他職種や行政が背中を押してくれるのを待つのを止め，自らの役割を再認識し，国民と行政がエビデンスに基づいて議論できる土壌を整えた後にこそ，我々日本の薬剤師が活躍する社会が開かれると思います．

▌文献 ──
　1) 厚生労働省：「第5回 医療用から要指導・一般用への転用に関する評価検討会議」議事録（2018年8月1日）．
　2) Gagnon-Arpin, Isabelle. Value of Consumer Health Products: The Impact of Switching Prescription Medications to Over-the-Counter. Ottawa: The Conference Board of Canada, 2017.

薬剤師はOTC相談などの
軽医療にも積極的な関与を

　先日，日本の友人が頭痛薬を購入するために，近所の診療所の隣に構えるいわゆるマンツーマン薬局に立ち寄ったそうです．結局，自分の探していた商品はなく，そもそも処方箋を持たずに入店して来たことに怪訝な顔をされて困惑したそうです．処方箋なしで入りづらい薬局では，地域の住民は健康相談の場として気軽に利用できません．

　カナダには処方箋調剤を行わないドラッグストアは存在しておらず，逆に処方箋調剤だけに集中する薬局は極めて少数です．店舗の形態を問わず，薬剤師はOTCとビタミンなどのサプリメントの相談を含めた軽医療の担当が基本的な業務の一部と考えています．

調剤と相談業務を両立するカナダの薬局

　カナダの業界メディア "Pharmacy Practice+ Business" と "The Medical Post" は，薬剤師を対象に1994年から25年もの間，OTCに関する統計調査を毎年実施しています．その2018年度版によると，薬剤師たちは1日に平均で11回，風邪や軽度の腰痛をはじめとする軽微な疾患の相談を受けていることが分かりました[1]．私自身は1日5回くらい相談を受けている印象ですが，定期的にOTCコーナーへ呼ばれ，そのまま別の患者からも相談を受けて…と調剤室に戻れないこともしばしばあります．

　この統計では，98％の薬剤師が健康相談とセルフケアへの対応

が重要な役割と認識していると回答しています．また，95％は自分の業務としてOTCやビタミンなどサプリメントの販売とともに軽医療の相談に乗ってきたと，87％は患者や顧客はセルフケアとOTC医薬品について自分を情報源として頼っていると答えています．カナダの多くの薬剤師は，処方箋調剤に応じながらも，こうした業務の重要性を理解していることは明らかで，1800人以上の薬剤師を対象にしたこの統計では，OTCとセルフケアの領域でも薬剤師が熱心に取り組み，地域へ貢献する姿が伝わってきます．

歴史的に，カナダではOTCを販売する業務への真摯な取り組みはスイッチOTCの拡大，処方権の一部委譲など薬剤師の業務と職能の拡大へ繋がっていきます．まずは既存の規制の枠内で，地域医療で重要な役割を演じ，さらに薬局で取り扱う疾患をまずは明確にしながら，薬局で医師の指示なく取り扱える医薬品の数や種類を増やしてきました．また，この過程で，地域住民の圧倒的な信頼と支持を取りつけ，これを数値化しエビデンスとして蓄積しながら他のステークホルダーを説得してきました．禁煙療法の担当，インスリンの投与量調整やワクチンの接種もこの文脈で獲得してきた職能です．

この調査では，OTCの販売と健康相談，口内炎・感冒などの軽医療への対応が処方箋調剤と切っても切れない関係になっていることが改めて浮き彫りになりました．

職能団体だけでなく，任意加入の協会である薬剤師会もこの分野での薬剤師の積極利用に前向きです．例えば，ノバスコシア州の薬剤師会は30以上の疾患について薬局がファーストアクセスになると宣言しています（**図6**）．サスカチュワン州，ニューブランズウィック州，マニトバ州，アルバータ州でも取り扱い疾患リストには多くの疾患が含まれ，文字通り，一次医療の一部をかか

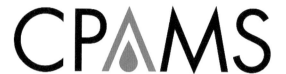

図6　薬局薬剤師主導による抗凝固薬管理サービスのロゴ

出典：ノバスコシア州薬剤師会

りつけ医とともに担当するファーストアクセスとして薬局の機能が発揮されており，2010年代初頭にはこれらに対して公的医療保障の給付が始まりました[2]．例えば口唇ヘルペス，軽症の皮膚炎や尿路感染症について，患者は薬局を訪れて薬剤師に相談し，抗生物質などの処方箋調剤をその場で受けることができます．そして薬剤師は経過を観察しながら医師の判断が必要であれば受診を勧奨する仕組みが機能しています．こうした州では，薬剤師が薬局でINRをモニターしながらワルファリンの用量を調整する試験的事業が始動するなど，軽医療の担当や処方箋調剤の枠組みからさらに踏み出して，薬剤師の職能範囲を拡大しています[3]．

　カナダでは薬学教育で，処方箋なしで治療できる疾患と治療を体系的に学びます．薬剤師会がガイドラインに相当するCompendiumを出版しており，教育の段階でこれを教科書，バイブルとしてOSCE形式で模擬患者に対応しています．そして卒後，現場の薬剤師たちは同じバイブルを参照し，医師への受診勧奨のタイミングを見極めながら，便秘などの軽微な疾患の治療に余念がありません．

日本の薬剤師も軽医療に積極的な関与を

　日本の薬剤を対象とした同様の統計や調査が入手できないため

単純な比較はできません．また薬局の形態や地域での在り方によるとも思います．しかし私が日本の保険薬局で薬剤師として勤務していた頃の経験では，一次医療を部分的にでも担っていたと実感できるような相談は少なかった印象です．

日本でも行政主導で薬剤師による地域への積極的な貢献が期待され，かかりつけ薬剤師と健康サポート機能なる概念が登場してから，数年が経過しています．しかし，果たして日本の薬剤師は健康相談から始まる軽医療の担当に積極的になったのでしょうか？ さらに軽医療の担当や処方箋調剤という枠組みを越えて，自らの職域を拡張しようとする気概は醸成されたでしょうか？

OTCや機能性食品は，安全性が確立されているからこそ市場に出回っています．しかし，地域住民は購入に際して小さいながらも薬物間相互作用や副作用のリスクを避けるため，頼りになる専門家からのアドバイスを必要としているはずです．

そもそも規制区分の上で処方箋なしで購入できる以上，OTCやビタミンなどの購入に際して，専門的な教育を受けた資格職である薬剤師を頼りにするのはとても自然なことだと言えるはずです．しかし冒頭の事例のように，ここから目を背けるのであれば，薬局と薬剤師の存在意義は危ぶまれるように感じます．

処方箋調剤においても，現行の制度では医師の指示の下でしか剤形，用法決定にさえ関与することが認められず，軽微な疾患に対する相談にも乗らない医療職が本当に必要なのでしょうか？

薬局で担当し治療する疾患の一覧を作成し，フローチャートを含む疾患鑑別と治療薬選択のガイドラインを早急に策定することが望まれます．このガイドラインに則り，薬剤師が軽医療を担当することを地域へ向けて宣言しなければいけない時期を迎えているのではないでしょうか．当然ながら，ガイドラインにはレッドフラッグサインを含む受診勧奨のタイミングおよび適切な診療科

など紹介先の選定について明記しなければなりません．これに基づき近隣の介護事業者，歯科医院，診療所，病院と連携することで，初めて地域包括ケアシステムの一部として薬局が機能していくことができるのです．

▌文献 ──

1) OTC Market Report 2018: Your growing importance as a self-care advisor. *Pharmacy Practice + Business April* 2018; 5 (4) : 50-52.
2) Taylor JG, Joubert R: Pharmacist-led minor ailment programs: a Canadian perspective. *Int J Gen Med.* 2016; 9: 291-302.
3) Pharmacy Association of Nova Scotia. "CPAMS": <https://pans.ns.ca/cpams>, cited 5 July, 2020.

薬剤師による禁煙療法

　カナダでは，薬局が新年の営業を開始すると，禁煙を決意したクライアントがちらほら薬剤師を訪ねてやって来ます．看護師による電話の相談窓口も無料で用意されており，基本的な禁煙にまつわる情報が提供されます．ここでも，最終的には薬局で薬剤師に会ってニコチン製品の処方箋を発行してもらうよう告げられます（図7）．

　カナダには，禁煙のための薬物療法として，ニコチン代替療法，バレニクリン酒石酸塩と，日本では馴染みのないブプロピオンが選択肢としてありますが，ほとんどの患者がニコチン製品を最初に試します．その背景として，BC州では州の住民に毎年12週までのニコチン代替療法を自己負担なしに提供しているなど，公的医療保障の仕組みが大きく関わっていることも挙げられます．カ

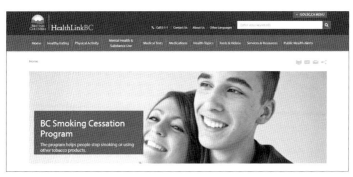

図7　禁煙プログラムを啓発するBC州のウェブサイト
https://www.healthlinkbc.ca/health-feature/bc-smoking-cessation-program

ナダでは，パッチやガムなどのニコチンを含む禁煙補助薬を用いて，患者と伴走しつつ禁煙をお手伝いするのは薬剤師の役目と一般的に認識されているのは，興味深くはないでしょうか？

カナダの薬局で行われる禁煙治療

実際に，ニコチン代替療法を指示する医師の処方箋が薬局に来ることは皆無です．必要なのは患者の禁煙の決意だけで，診療所を受診することなくかかりつけの薬局を訪れるところから禁煙療法の道程は始まります．薬剤師は妊娠や授乳の有無，慢性疾患の管理の状況，通院歴などのクライアントの情報を，先述の"PharmaNet"と呼ばれる中央一元化された調剤記録，言わばクラウド化されたデータを参照しつつ収集します．さらに，1日の喫煙量や決意の固さなどを聞き取り，禁煙開始日を設定し，禁煙補助薬の使い方について服薬指導を行います．

ちなみに，日本と同様にニコチン血中濃度を維持するパッチは24時間あたりのニコチン供給量によってステップが3段階ありますが，最高量の21mgも含め薬剤は規制区分の上では医薬品ですらなく，雑貨と同様の取り扱いです．喫煙渇望に対処するためのガムなどとパッチの両タイプが同時に保険請求できるため，多くの場合は，両方を使用しながらリフィル調剤のように1ヵ月ごとに薬局に来ること，そして，使用法に疑問がある場合や，副作用があると疑われる場合は迷わず薬局に連絡するように伝えます．

このプロセスでは，一貫して処方者は薬剤師となります．当然ながら，誤った薬剤を選択した場合や副作用に適切に対処できず有害事象が発生した場合は，その責任は薬剤師が負うこととなり，最悪の場合は刑事罰や民事訴訟の対象になります．

また，上記に登場する製品が規制区分上は処方薬ですらなく，理論上は，雑貨としてどこの小売店でも取り扱えるに関わらず，

薬局は保険者に報酬請求できることが，日本と大きく異なるユニークな点だと言えるでしょう．まずは安全性が確立しており，治療成績や副作用が予見しやすい薬へのアクセスを向上させる積極性が日本との規制の在り方の違いに思えます．さらに薬の専門家である薬剤師が介入した場合には，期待できるアウトカムに対して比較的安価な報酬を設定し，広く国民に利用してもらうことで喫煙率を下げようとする合理的な仕組みを垣間見ることができます．

カナダで全ての薬剤師がこの期待に応えて禁煙を希望するクライアントに上手に伴走しているかは，別の観点から検証が必要でしょうが，保険者や行政と協働して地域の役に立とうとする日本の薬局業界にとっては，参考にするべき例だと思います．

日本でも成人男性の喫煙率は減少する傾向にあるとはいえ，カナダを含めた諸外国と比較して未だ高い状況にあります．特にメタボリックシンドローム予備軍になり得る40代男性の喫煙率は35.5％と見逃せる水準ではありません[1]．また，日本の受動喫煙防止策も十分とは言えません．BC州の多くの集合住宅では，部屋の中やバルコニーも含め建物の周囲一定距離以内の空間で喫煙が禁止されています．レストランやバーの中での喫煙などはもってのほかです．日本でも受動喫煙による年間死亡者数が1万5000人に上るとする試算もあり[2]，薬局と薬剤師がここで一定の役割を演じ，禁煙療法へのアクセス向上に貢献すれば，国民からより大きな信頼と期待を得るための好材料となるかもしれません．

カナダではアルバータ州，サスカチュワン州など複数の地域でバレニクリン酒石酸塩も薬剤師が自らの判断で処方開始する権限が認められており，実質的に禁煙療法を一手に引き受けています．この状況がカナダ全土で広がり，喫煙率をより大きく引き下げることに成功すれば，2016年からの20年で5万人以上の死亡が防

げる可能性があるとするデータも示されています[3].

　肺がん，虚血性心疾患やCOPDなどの予防による直接的な医療費削減効果に，疾患による労働生産性の低下，就業機会の損失などによる間接的な社会的費用削減効果も加味すれば，20年の累積で5000億円近くの経済効果が得られるとして，薬剤師の背中を押しています[4].

　限定的とはいえ，海外の他の先進国では薬剤師による禁煙療法の利点を示すデータが存在しており[5]，この分野で薬剤師が独自の判断で公益性の高い医療サービスを提供することの意義を裏付けています．

　カナダでは，それらのエビデンスを含めて検証し，実際の制度に結び付けることで，国民も信頼して薬局で禁煙治療のサービスを利用し，医師らもより高度な医学的判断を要する業務へ集中できる体制が整っています．

　私が主催する「持続可能なヘルスケアシステムにおける薬局・薬剤師の活用に関する戦略会議」では，2019年から定期開催してきた中で生まれた議論の延長として，保険薬局チェーンと大学との共同研究として，薬剤師による積極介入が禁煙治療の成功率や禁煙継続率に及ぼす効果を評価する研究が始まることになりました．1年8ヵ月の研究期間でどこまでの結果が得られるのかを楽しみにすると同時に，このように薬剤師の業務が具体的に評価される礎となるような研究報告が増えることを願っています．

日本の薬剤師に期待される禁煙治療への貢献

　薬局やドラッグストアは営業時間も比較的長いため，勤務時間後にふと立ち寄り禁煙療法について相談する場所として最適です．診療所と違って，予約や待ち時間の面倒もありません．また，依存症は病気とはいえ，生活習慣の延長だから禁煙する理由が見

つからないという喫煙者も多いと思います．さらに，感染症など
の顕在的な疾患を診る診療所よりも，未病のためにサプリメント
を探している地域の方々に声がけするのは，薬局やドラッグスト
アに地の利があります．薬剤師が主体的に禁煙療法へ関わること
は，とても夢があるトピックではないでしょうか．

　カナダでは，オンタリオ州の薬剤師が開発した喫煙渇望を抑制
する製品が，Natural Health Products（日本の特定保健用食品に
近い分類）として保健省の認証を受けました．これも偶然ではな
く，それまで禁煙療法に薬剤師が貢献してきた経緯から自然と生
まれた出来事なのかもしれません．植物アルカイドのcytisineを
主成分とした同製品は，ニコチン代替療法よりも有効であるとし
た論文が発表され[6]，既に商品化されて一部の薬局で販売されて
います．誕生から数年の同製品はまだまだ成長途上かもしれませ
んが，薬剤師の開発した製品が多くの喫煙者を健康的な生活へ導
く一助となる事実に，同じ薬剤師として誇りを感じます．

　日本でも，安全性が確立したからこそ，一部のニコチン製品は
受診なしに薬局で購入が可能なのであり，顧客の依頼があれば，
薬剤師が禁煙療法に積極的に関与する環境は実質的に整っている
と言えます．しかし実態としては，保険医療の方が魅力的なのか，
はっきりとした理由は不明ですが，薬局でニコチン製品を購入す
ることから禁煙療法を開始する国民は非常に少ないようです[7]．

　前述のカナダのcytisineを主成分とする製品もカナダ全土の薬
局へ販路を急速に拡大しているわけではなく，選択肢の一部とし
て定着するかどうかはマーケティング次第でもあり，また公的医
療保障の一部となれるかも大きな要因だと予測しています．ニコ
チン代替療法よりも優れていると科学的に示されたとはいえ，使
用経験が蓄積し，安全性情報が確立するまで当局も注意深く見
守っているのかもしれません．血税を注ぐ公的医療保障の一部と

することは，それだけ慎重に検討するべき重い一歩なのです．

　日本においても，薬局と薬剤師を活用して大規模な禁煙療法を提供するために，薬局と顧客の費用的，心理的な負担を減らし，アクセス向上に繋げようとするならば，報酬や薬剤費の一部であれ，保険給付の対象とする道は避けて通れないでしょう．しかし，そこまでの道のりは長いと言わざるを得ません．禁煙療法のさらなるアクセス向上の結果として，喫煙率の低下とそれに伴う関連疾患の予防による医療費の抑制効果を経済モデルとして示し，国民にその意義を説明することが必須です．その上で，診療所の受診と比較して低コストかつ大規模なサービスの提供が可能であるとして，安全性と有効性の両面からエビデンスを提出したときに，薬剤師による独自の医療サービスが保険医療の一角を占める準備が整います．アクションを起こす時が来ています．

▌文献 ──
1) 日本たばこ産業株式会社：「2018年 全国たばこ喫煙者率調査」．
2) 厚生労働科学研究費補助金循環器疾患・糖尿病等生活習慣病対策総合研究事業「たばこ対策の健康影響および経済影響の包括的評価に関する研究」平成27年度報告書．
3) Cantor SB, Deshmukh AA, Luca NS, *et al.*: Cost-effectiveness analysis of smoking-cessation counseling training for physicians and pharmacists. *Addict. Behav. 2015*; 45: 79-86．
4) The Value of Expanded Pharmacy Services in Canada., Ottawa: The Conference Board of Canada, 2017.
5) Perraudin C, Bugnon O, Pelletier-Fleury N: Expanding professional pharmacy services in European community setting: Is it cost-effective? A systematic review for health policy considerations. *Health Policy*. 2016; 120: 1350-1362.
6) Walker N, Howe C, Glover M, *et. al.*: Cytisine versus nicotine for smoking cessation. *N Engl J Med*. 2014; 371 (25): 2353-2362.
7) 石井正和，大西司，下手葉月ら：保険薬局薬剤師の禁煙支援業務に関する調査研究：患者の視点から．日禁煙会誌 2017; 12 (1): 12-10.

後発品価格についての一考察

　2018年4月，日本の厚生労働大臣に相当するカナダの保健大臣（当時）が，政府機関と後発品メーカー団体の間で降圧薬や向精神薬などの頻用される約70品目について，薬価の大幅な切り下げを行う合意に至ったと発表しました．具体的には，慢性疾患治療に中心的な役割を果たすアトルバスタチン，アムロジピン，オランザピンなどの後発品全ての薬価を，参照となる長期収載品と比較して10〜18％に大幅に切り下げるというもので，この発表は医薬品業界，薬局業界に大きな衝撃を与えました．

　実際に，施行後には卸からの納入価はそれまでの半分の額で取引され，現場でも悲喜こもごもの反応だったと記憶しています．薬価の変動はフォーミュラリーにも即座に反映され，患者の負担金も前回のリフィル調剤時よりも大きく下がるケースが目立ちました．基本の業務の一環として現場で自己負担金などの説明を行う薬剤師たちも大忙しでした．

　それから1年以上が経過した現在の薬価を調査すると，10％に切り下げた薬剤の値段は概ねそれ以下か，さらに1〜2％下落している印象です．この変化によって，州ごとに管轄されている公的医療保障は施行から5年の累計で，カナダ全土で30億カナダドル（日本円で約2400億円）の節約効果が期待できると推計されています．

日本とカナダにおける後発品薬価の傾向比較

　2021年度から，日本では薬価の毎年改定が実施されます．日本で先に述べたメジャーな薬剤の価格はカナダと比較してどの程度の水準に設定されているのかとの好奇心から，前述のリストから，日本では未だ後発品が存在しない，あるいは用量規格が合致しないなど比較材料に堪えないものを除き，独自に薬価を調べてトレンドを探ったところ，面白い事実をいくつか発見しました．

　まずは，該当の後発品薬価は，ほとんどのケースで日本の薬価の方が高い傾向があることです．無論，先発医薬品の開発や国内上市のタイミング，後発品の登場から経過した期間，さらにカナダと日本でこれらタイムラインが薬によって違うことを考慮すると，それ自体は断定的な結論をもたらしません．しかし大雑把な様相として，日本人はこれら主要な薬に対してカナダ人よりもお金を使っていることになります．

　次に，両国の間で有名な商品名で流通している長期収載品の薬剤の値段に違いがあるのかという点について，大変面白いことが発見できました．多くの場合，高名な長期収載品は日本の方が顕著に安いということです．例を挙げると，オメプラゾールの長期収載品は，カナダが約200円なのに対し，日本は約100円と半額です．

　参照価格制などの緩い保険給付制限が導入されていない日本では，長期収載品も一律で保険者の7割負担です．大きな負担を強いられる保険者にとって，長期収載品と後発品薬価の価格差は目立ちます．結果として長期収載品の価格を安く抑えたいとする保険者の動機がその薬価に影響を与えているのかもしれません．逆にカナダでは，医師の指示や患者の希望で長期収載品を調剤した場合，長期収載品と後発品の差額が全額患者の自己負担となるた

め，高額な先発品の薬価を切り下げようとする組織的な推進力，政治力が働かないのかもしれません．

　また，長期収載品の10％以下にまでドラスティックに薬価が切り下げられたカナダの後発品20種に注目すると，一律ではありませんが，例えば1錠100円以上の長期収載品と比較して，日本では後発品の価格設定はその25％周辺がベンチマークのようです．比較対象の長期収載品が100円以下の価格帯では，後発品の価格設定はその30～40％あたりが業界団体と行政との間で合意された水準なのではないかと推測しています．

　今回は，70種程度の薬剤についてはじき出した数字で考察したものですが，医療費支出対象となる高齢者で非常によく使われるランク上位の薬剤のみで占められているのが事実です．医薬品メーカーの業績が安定しなければ，医薬品の安定供給に影響を与えかねないことを考慮すれば，急激な価格下落を望むのは拙速に過ぎるでしょう．しかし，医療費抑制に講じる手段の1つとして，これら頻用される薬剤の後発品価格は，日本ではまだ引き下げる余地があるということを記憶に留めておきたいところです．

地域フォーミュラリー推進で
欠かせない保険者の役割

　近年，中央社会保険医療協議会（中医協）などでも注目を集め
ている言葉に「フォーミュラリー」があります．これは科学的根
拠に経済性を踏まえて策定する医薬品の使用指針とされ，日本で
も医療機関を中心にフォーミュラリーの策定を行うところが広が
りつつあるようです．

　最大のメリットは，院内処方に対してフォーミュラリーを設定
することで同種同効薬の採用薬剤数を絞り，後発品を優先的に採
用し，経済性の高い処方へと誘導することだと思います．次にガ
イドラインに基づき優先的に選択されるべき薬剤を採用すること
で，標準治療を可能な限り実践できることが注目されているよう
です．

　以下，日本で進みつつあるフォーミュラリーに対して，カナダ
ではどのように稼働し，地域の薬局でどのように参照されている
のか，また，患者にはどのような影響がもたらされ，さらには誰
が主体となってフォーミュラリーを運用することが最も効果的な
のかという点について考察したいと思います．

フォーミュラリーの種類と存在意義

　北米のフォーミュラリーには2種類あり，これらは全く別の物
として認識されています．1つ目は病院内の採用薬を規定する「院
内フォーミュラリー」です．エビデンスに基づき採用薬を制限し，
院内薬局の在庫と業務を軽減しつつ，費用対効果の高い治療薬へ

と処方者を誘導します．これらは日本の病院を中心に取り組まれているフォーミュラリーとほぼ同じものです．

　もう1つは，保険会社と保険者が取り扱うフォーミュラリーです．カナダの複数の州では公的医療保障と民間医療保険の報酬請求がオンラインでリアルタイムに行われるため，公的医療保障を含む保険者に送信した報酬請求は，フォーミュラリー収載状況やその他の給付要件・支払制限を瞬時に反映し，患者負担金を計算して返ってきます（図8, 9）．カナダの薬剤師業務のうち大きなウエイトを占めるのが，この保険者のフォーミュラリーと参照価格制などの複雑な給付金決定プロセスを理解し，患者に説明することです．さらに必要に応じて窓口負担金を軽減するために処方提案を行うことも重要な役割です．薬剤師の知識と経験を活かした

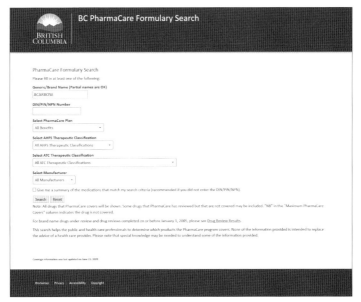

図8　BC州の公的医療保障のフォーミュラリー検索画面
一般名と商品名のどちらでも検索可能．

処方提案，処方変更次第で1剤当たりの負担金が3分の1になる場合もあり，そのインパクトは絶大です．

日本では院内のフォーミュラリーに続き，同様の取り組みを地域にも浸透させようとする論調ですが，これは果たして妥当なのでしょうか？ 先に述べたように，院内フォーミュラリーは基本的に院内で完結するものです．近隣の各病院のフォーミュラリーがお互いに影響を与え合い，またガイドラインなどの変更や治療薬選択のトレンドの変化に応じて相似したものに落ち着くことはあっても，これを地域として行う試みに実質的な意味はあるのでしょうか？

誤解を恐れず言えば，この論調は，フォーミュラリーとガイドラインの境目の解釈を誤って生まれたものだと私は見ています．地域単位で治療薬の選択基準を決めることが，結果として日本の医療費，主に薬剤費の適正化に貢献する可能性はありますが，この仕組みはガイドラインに基づく医薬品の適正使用を心がける取り組みに過ぎません．

アメリカ連邦政府の定義にある通り，本来のフォーミュラリー

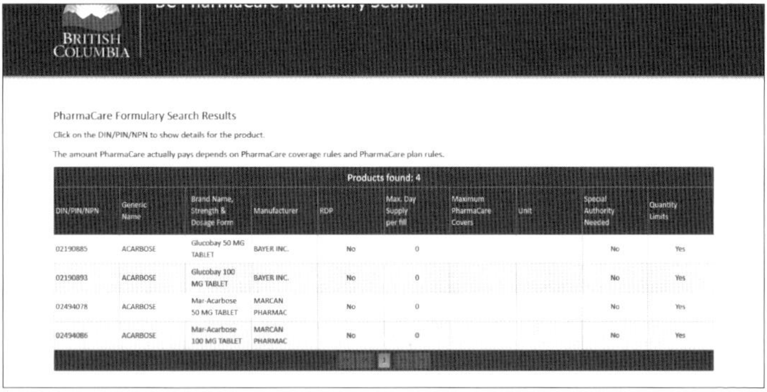

PharmaCare Formulary Search Results

Click on the DIN/PIN/NPN to show details for the product.

The amount PharmaCare actually pays depends on PharmaCare coverage rules and PharmaCare plan rules.

Products found: 4

DIN/PIN/NPN	Generic Name	Brand Name, Strength & Dosage Form	Manufacturer	RDP	Max. Day Supply per fill	Maximum PharmaCare Covers	Unit	Special Authority Needed	Quantity Limits
02190885	ACARBOSE	Glucobay 50 MG TABLET	BAYER INC.	No	0			No	Yes
02190893	ACARBOSE	Glucobay 100 MG TABLET	BAYER INC.	No	0			No	Yes
02494078	ACARBOSE	Mar-Acarbose 50 MG TABLET	MARCAN PHARMAC	No	0			No	Yes
02494086	ACARBOSE	Mar-Acarbose 100 MG TABLET	MARCAN PHARMAC	No	0			No	Yes

図9　アカルボースの検索結果

Maximum PharmaCare CoversがBC州の公的医療保障の償還額で，空欄になっているのは，フォーミュラリーに収載がなく給付対象でさえないことを意味する．

は公的医療保障や民間医療保険の給付対象となる処方箋医薬品集であり[1]，逆にフォーミュラリーに収載されていない医薬品は給付対象ではないのです．厳密には，要件を満たせば給付対象として収載されますので，フォーミュラリーはその給付要件，つまり患者の年齢や第一選択薬の使用歴などの詳細を記した保険給付のバイブルのような役割を果たします．

　本来のフォーミュラリーは，国民健康保険や各種健康保険組合などの支払側が，専門医，統計学者および薬剤師などの専門家らによる委員会を設置するところから始まります．その委員会では，ガイドライン上の位置付けや安全性，国内での使用経験，さらに医療経済学の視点から厳密な精査を行った後に，科学的根拠に基づいて全ての処方箋医薬品に対する保険給付の要件を設定します．

　フォーミュラリーの存在意義は，費用対効果の視点も含めて検証を続け，要件を満たさない医薬品の使用を制限しながら総医療費における薬剤費の伸びを効果的に抑制する基本インフラの整備こそにあります．言い換えれば，参照価格制の導入など，エビデンスに基づく一定の要件を満たさず，標準治療から外れた処方内容や長期収載品に対して一定の負担を患者に求めることもフォーミュラリーの役割です．この仕組みについて専門家の意見を反映しながら，日々蓄積する安全性情報や新しい医学的知見によって，定期的にアップデートする作業を繰り返し，医療保険の財政を健全に保ちながら，最適な医療を国民に広く提供する体制が維持できるのです．

後発品の使用割合を示すデータと課題

　別項で後発品の使用促進と参照価格制度について説明しました．ここでは，それらとフォーミュラリーとの関係，さらに後発品の使用状況に関する日本の国際的な位置付けと，医療用医薬品

全般に関する処方傾向について確認します.

　一般的な認知度はさておき，薬局業界においては後発品の使用を積極的に推進したいという行政の意向を反映し，数値目標の達成に向けて着々と後発品の使用率が上がっていると認識されていると思います．図10にある通り，過去15年間，後発医薬品の使用割合は順調に上向きに推移し，80%の目標達成も視野に入ってきたことを見ると[2]，確かに政策誘導の効果を評価するべきでしょう．

　同資料では商用データを引用し，欧米先進国と比較して日本の後発医薬品の使用率は十分に高く，この点で薬剤費適正化に向けた健全な対策が講じられているという印象を与えます．なぜか日本が医療政策を議論する際に常に参照するアメリカでは，同算出方法による後発品の使用率は90%を超えており，同国の水準を目指すことが既定路線なのかとも思わせられます．しかし，この

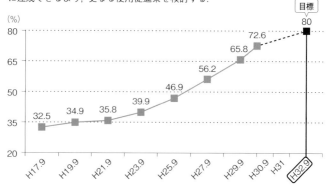

「経済財政運営と改革の基本方針2017」(平成29年6月9日閣議決定)　(抄)

⑦薬価制度の抜本改革，患者本位の医薬分業の実現に向けた調剤報酬の見直し，薬剤の適正使用等
　2020年(平成32年)9月までに，後発医薬品の使用割合を80%とし，できる限り早期に達成できるよう，更なる使用促進策を検討する．

図10　後発医薬品の使用割合の推移と目標
注)「使用割合」とは，「後発医薬品のある先発医薬品」及び「後発医薬品」を分母とした「後発医薬品」の使用割合をいう．

出典：厚生労働省

数値は医薬品の適正使用という観点から後発品の使用状況を語る上では十分な指標たり得ません．このことは算出方法を見ると明らかです．具体的に説明すると，この資料における後発医薬品の使用割合は，長期収載品と後発品を分母とした後発品の使用割合を指しています．すなわち，後発品が市場に出回っている薬剤のみに着目しているため，後発品が存在しない先発品は計算に含まれていないのです．

そのため，医薬品の使用状況全体を見渡して，後発品がどの程度使用されているのかを国際比較するためには別のデータを眺めなければいけません．

経済協力開発機構(Organisation for Economic Co-operation and Development：OECD)のデータを見ると，日本は26ヵ国平均を大きく下回っており，イギリス，ドイツ，カナダなどの多くの先進国の後塵を拝しています(**図11**)．なお，この数値の算出方法は非常にシンプルであり，全処方箋医薬品使用量の中で後発品が使用された割合を示しています．

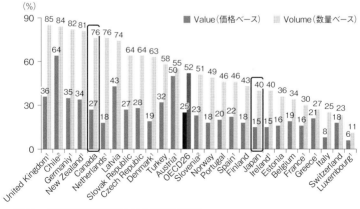

図11　2017年総薬剤費における後発品の割合

出典：OECD Health at a Glance Generics and biosimilars

また，2013〜2015年の同データに基づく後発医薬品の数量および金額ベースのシェアを示した表を見ると，26ヵ国中で日本は数量ベースでは19位，金額ベースでは24位と多くの国に遅れをとっています（**表1，2**）[3]．金額ベースでも日本は2015年で12.4%，2017年のデータでも約15%と，全体の薬剤費の中で占める後発

表1　ジェネリック医薬品シェア（数量ベース）				
順位	国名	対象年	データ(%)	注
1	米国	2013	86.0	
2	イギリス	2014	84.3	
3	ドイツ	2014	81.0	
4	チリ	2015	80.2	2
5	ニュージーランド	2015	78.5	1
6	オランダ	2014	71.4	
7	カナダ	2013	70.0	
8	スロバキア	2015	69.6	
9	トルコ	2014	56.7	
10	デンマーク	2014	56.6	
11	オーストリア	2014	52.1	
12	ノルウェー	2015	48.5	
13	スロベニア	2014	47.6	
14	スペイン	2014	47.6	
15	チェコ	2014	41.9	
16	フィンランド	2014	40.0	
17	エストニア	2015	37.2	
18	アイルランド	2014	34.7	
19	日本	2015	33.5	
20	ベルギー	2014	32.7	
21	フランス	2013	30.2	
22	ポルトガル	2015	30.2	
23	ギリシャ	2015	23.9	1
24	スイス	2015	22.2	
25	イタリア	2015	19.8	
26	ルクセンブルク	2015	11.3	1

注1：保険診療でのジェネリック医薬品比率
注2：薬局でのジェネリック医薬品比率

表2　ジェネリック医薬品シェア（金額ベース）				
順位	国名	対象年	データ(%)	注
1	チリ	2015	58.7	2
2	オーストリア	2014	46.9	
3	スロバキア	2015	39.6	
4	ドイツ	2014	36.2	
5	イギリス	2014	34.9	
6	トルコ	2014	33.5	
7	ニュージーランド	2015	31.4	1
8	カナダ	2013	29.0	
9	米国	2015	28.0	
10	スロベニア	2014	23.8	
11	ギリシャ	2015	22.6	1
12	スペイン	2014	21.8	
13	ポルトガル	2015	20.0	
14	チェコ	2014	18.1	
15	スイス	2015	17.7	
16	エストニア	2015	17.3	
17	フィンランド	2014	17.0	
18	オランダ	2014	16.5	
19	アイルランド	2014	16.4	
20	ノルウェー	2015	16.0	
21	フランス	2013	15.5	
22	デンマーク	2014	14.9	
23	ベルギー	2014	14.0	
24	日本	2015	12.4	
25	イタリア	2015	8.6	
26	ルクセンブルク	2015	5.6	1

注1：保険診療でのジェネリック医薬品比率
注2：薬局でのジェネリック医薬品比率

出典：OECD Health Statistics
日本薬学会会誌「ファルマシア53巻8号791頁より転載」

品の割合は国際的に見て非常に小さいと言わざるを得ません[3]．

　金額ベースに注目したとき，どの国も一応に後発品医薬品の割合が小さくなるのは，後発品が全般として安価であることや，生物学的製剤などの新薬の高額な薬価や使用量の増加など，多岐にわたる要因が影響を与えていると考えられます．そのため，薬剤費における後発品の使用量については，金額ベースの目標を設定することが難しいと予想されます．表2に示されているように，イギリス，ドイツ，カナダ，アメリカの水準は30％程度であり，日本が目標を設定するための1つの指標となるのはないでしょうか．

日本でもフォーミュラリーを推進し，後発医薬品の使用促進を

　日本の状況を議論する上でより深刻なのは，数量ベースで見たときの処方箋医薬品の使用量全体における後発医薬品の使用割合です．仮に処方箋医薬品を10剤服用する患者がいれば，カナダの患者はそのうち後発品を7〜8剤服用している一方，日本の患者は4剤しか服用していないことになり，日本の使用量が際立って少ないことを物語っています．

　後発品が存在する薬剤だけに注目すれば，日本でも後発品を選ぶ割合が70％を超えている事実と併せて考えると，日本の医療現場では，後発品の存在しない新しい薬を好んで使用しているのが実態だと理解できます．当然，新しい薬は後発品が存在せず，薬価が高止まりするものがほとんどです．

　日本では薬価収載がほぼそのまま保険給付対象となることを意味していますが，これは他の先進諸国では当然ではありません．使用経験が蓄積されており，ガイドラインで筆頭に挙げられる"良い"薬を優先的に使用するように医師を誘導する仕組みが求められます．それがフォーミュラリーです．

前述したように，フォーミュラリーは薬剤を収載するか否かの二択ではなく，収載した薬剤にさらに給付要件を設けることが基本です．図12を見ると，ラベプラゾールの長期収載品の公的医療保障償還額が後発品のそれと同額で1錠あたり0.0723カナダドル（約5円相当）であることが分かります．さらに右から2列目の項目に"Special Authority Needed"とあり，これは満たすべき給付要件の有無を示しています．

　図12を具体例とすると，ラベプラゾールへの給付には，逆流性食道炎や十二指腸潰瘍などリストアップされた診断名が付いた症例であることを担当医が示す書類を州の保健省宛てに提出することが要件となります．ただし，処方者が消化器の専門医である場合は例外的に書類の提出は免除され，オンラインによる調剤報酬請求では，送信データから医師の氏名と免許番号をシステムが自動的に認識し，即座に給付対象として取り扱われます（2020年7月現在）．

　この給付要件は日々アップデートされており，疾患の性質に関する新しい知見，エビデンスや標準治療の在り方などの変化に応

DIN/PIN/NPN	Generic Name	Brand Name, Strength & Dosage Form	Manufacturer	RDP	Max. Day Supply per fill	Maximum PharmaCare Covers	Unit	Special Authority Needed	Quantity Limits	
02243796	RABEPRAZOLE SODIUM	Pariet, Enteric-Coated Tablet 10mg 10 MG TABLET DR	JANSSEN INC.	No	100	$0.0723	Each	Yes	No	長期収載品
02243797	RABEPRAZOLE SODIUM	Pariet, Enteric-Coated Tablet 20mg 20 MG TABLET DR	JANSSEN INC.	No	100	$0.1445	Each	Yes	No	
02296632	RABEPRAZOLE SODIUM	Teva-Rabeprazole Ec 10 MG TABLET DR	TEVA CANADA LI	No	100	$0.0723	Each	Yes	No	後発品
02296640	RABEPRAZOLE SODIUM	Teva-Rabeprazole Ec 20 MG TABLET DR	TEVA CANADA LI	No	100	$0.1445	Each	Yes	No	
02298074	RABEPRAZOLE SODIUM	Ran-Rabeprazole 10 MG TABLET DR	RANBAXY PHARMA	No	100	$0.0723	Each	Yes	No	
02298082	RABEPRAZOLE SODIUM	Ran-Rabeprazole 20 MG TABLET DR	RANBAXY PHARMA	No	100	$0.1445	Each	Yes	No	

図12　BC州公的医療保障のフォーミュラリー検索画面
ラベプラゾールの検索結果．長期収載品と後発品の償還額が同じである点に注目．

じて現実に即したルールの変更が加えられ、治療に取り組む医師らが不自由な思いをしないように手が加えられていきます。

　PPIの例では、私の経験上、2015年前後では診断名だけではなく、H_2ブロッカーによる治療に反応がない症例であることを示す必要がありました。1年以内の調剤記録にラニチジンなどの使用歴がない患者にPPIを処方しても、薬局で調剤する際には公的医療保障の給付対象にならず、患者の全額自己負担でした。PPIの処方箋が薬局に持ち込まれた際にこのことを患者に説明し、処方医にも給付要件であるH_2ブロッカーの使用について連絡して処方変更を依頼することもしばしばでした。いつの間にか、この給付要件が緩和され、PPIが適切な第一選択薬であるとの診断がなされてさえいれば、初回から給付対象となったようです。

　このようなことは、薬剤師が日々調剤報酬請求を行う中で、公的医療保障や民間医療保険の給付を最大限に活かし、患者の窓口負担を軽くしてあげたいと願いながら仕事をする中で経験として学んでいくものです。医師はこの業務に携わる機会はなく、処方箋は発行したものの、その薬が保険などの給付対象になるかどうかは知りません。

　先述の通り、カナダの調剤報酬請求の現場では、患者の自己負担額に対する満足度、各保険等の給付の度合いと治療薬の性質やガイドラインに基づく対案を用意し、医師を費用対効果の高い選択肢へと緩く誘導することが薬剤師の業務で大きなウエイトを占めています。単に価格の安い薬剤を提案するのではなく、治療方針を決める医師に対して現実的な選択肢を提示するためには経験と知識の裏付けが必要です。だからこそ、カナダの薬剤師が医師と患者の双方からの信頼を勝ち得て活躍しているのだと知りました。

　日本でも本来の意味でのフォーミュラリーを実現することが重要ではないでしょうか。薬剤師が薬局の窓口負担額の決定プロセ

スを理解し，それに基づいて患者の自己負担額を軽減するための専門家としての能力を発揮してこそ，医師や国民を費用対効果の高い薬物療法に導くという新しい活躍の場が生まれるのだと思います．保険者との協働によりフォーミュラリーを策定し，日本の素晴らしい国民皆保険制度を維持するために中心となって動くのは薬剤師でなければならないと私が主張するのはこの理由からです．

▌文献 ──

1) USA federal government website-Glossary: https://www.healthcare.gov/glossary/formulary/
2) 厚生労働省：後発医薬品の使用割合の推移と目標.
3) 池田俊也：OECD 諸国における後発医薬品の普及率．ファルマシア 2017; 53 (8)：790-792.

対談 2

医療保険制度の課題と
薬剤師が
果たすべき役割

<u>對談 2
若子直也
×
幸野庄司 氏
健康保険組合連合会理事</u>

国民皆保険制度は持続できるのか？ ———

若子 まずは国民皆保険制度についてお伺いします．現状のまま推移すると，健康保険はどれくらい持続可能だと見込まれているのでしょうか？

幸野 我が国の国民皆保険は，世界に冠たる医療保険制度と言われていますが，少子高齢化が進んでいくと，更なる危機的状況を迎えることは間違いありません．健保連が行った2017年9月の試算によれば，その試練は2025年度に訪れると考えています．2020年の日本の総人口は約1億2400万と見込まれていますが，2025年には1億2100万人に減少すると予測されています．問題はその内訳です．支える側の0歳〜64歳までの現役世代が8900万人から8500万人と400万人減少し，支えられる側の65歳以上は3400万人から3500万人と100万人増加します．2025年には団塊の世代がいわゆる後期高齢者に到達し，75歳以上の人口は1800万人から2100万人と300万人増加すると言われています．国民総医療費も，2025年には高齢者比率の増加や医療の高度化，高額薬剤の登場などの影響により2020年から10兆円程度増加し，57.8兆円になると見込んでいます．

若子 2025年には，57兆円にまで到達するのですね．

幸野 健康保険料についても，経常収支均衡保険料率は2020年度の約10%程度から2025年には11.8%に上昇し，協会けんぽ2025年度には10.6%から12.5%に引き上げられると想定しています．1人当たりの年間保険料は2020年の約55.6万円から2025年には65.7万円と10万円引き上げられることになります．その時点で協会けんぽの保険料率を上回る健保組合が1400組合のうち380組合存在すると想定されていま

す．協会けんぽの料率を上回れば，事業者側は健保組合を存在させる価値がないと考えるため，3割近い健保組合が解散の危機を迎えることになります．協会けんぽには国庫補助が16.4％投入されているため，国の財政負担も年間1800億円増加することになります．これが現実となれば，事実上，国民皆保険は崩壊の危機を迎えます．現在，全世代型社会保障検討会議で人生100年時代において国民皆保険制度をいかに維持していくかが議論されています．その大きなテーマとして「負担と給付」の問題があります．現役世代が高齢者を支えることは必要ではあるのですが，高齢者と現役世代との間で負担と給付に大きな格差が生じています．その格差を是正すべく高齢者，特に75歳以上の後期高齢者の1割負担を2割に引き上げることも検討されています．

若子 皆保険制度を維持するためには，世代間の負担と給付のバランスを是正する必要があるということですね

幸野 人生100年時代において65歳以上が支えられる側なのかも見直す必要があると思います．現在，年金改革が行われているところですが，年金をもらい始める年齢を最大75歳まで遅らせることができ，割増しでもらえるとなると，少なくとも65歳から70歳で元気に働ける方は支えられる側から支える側になるよう雇用政策も当然検討されていくでしょう．

若子 カナダでも高齢化は問題になっており，2060年頃には高齢者人口の割合が20％から25％くらいに増加するという試算も出ています．いかに医療を持続させるのかといった議論の中で，薬局や薬剤師をどのように活用するのかというトピックも取り扱われています．現在のトレンドを維持すれば，検証は必要なものの，2020年から2025年とかの短い期間で何とか制度を維持できるという研究報告も次々とあがっています．今後は，それに応じて，この部分は削減し，ここは手厚くしようといった議論が進んでいくのだと思います．

医療費適正化と保険償還の在り方 ───

若子 医療費の適正化という視点から，日本は病床数が際立って多く，平均在院日数も際立って長いという現実を見ると，入院治療などのホスピタルフィーを見直すことが最重要課題だと言えるのでしょうか？

Kono Shoji

幸野 　国民総医療費は直近で約43兆円ですが，医療費の構成は入院医療が約4割の17兆円，外来医療は3.5割の15兆円．これだけでも医療費の7.5割を占めています．調剤は残りの2.5割しかありません．入院医療については急性期から回復期，慢性期までの機能分化と連携が大きな課題です．そのため，各二次医療圏において，急性期病床を2025年までに約20万床減らしていくことが，地域医療構想の中で議論されています．今までは「病院完結型」の医療でしたが，今後は在宅医療を充実させた「地域完結型」医療への転換を図っていく必要があると考えています．

若子 　入院外医療，いわゆる外来医療についてはいかがでしょうか？

幸野 　外来医療の機能分化，連携が必要だと思っています．そのためにはかかりつけ医の推進が鍵となります．全世代型社会保障検討会議でも，かかりつけ医の受診を推進するために，200床以上の大病院受診時の定額負担などが検討されています．

若子 　国民皆保険制度を維持するためには，入院・外来医療，すなわちホスピタルフィーの改革が本丸だということですね．一方で，薬剤費はどの程度のインパクトを持つのでしょうか？

幸野 　薬剤費は国民総医療費43兆円のうち約10兆円，20％強を占めていますが，昨今の高額医薬品の保険収載が医療費の伸びを押し上げる要因となっています．2018年度の診療報酬改定では，これらがきっかけになって薬価制度の抜本改革が行われました．イギリスやフランスでは既に導入されていますが，費用対効果で薬価を決める制度が日本にも取り入れられ，年間約10品目が対象となっています．現行の制度では既収載品にしか適用されませんが，制度が定着すれば，イギリスやフランスのように新規収載品の薬価設定にも適用すべきだと思います．最近では患者に最も効果のある医薬品を特定するための遺伝子検査も保険適用され始めました．がん治療薬などの高額な医薬品の適用にはこのような遺伝子検査も有効ではないかと思われます．さらに，イノベーションを正しく評価するということで，新薬創出加算の見直しも行われました．世界には類のない長期収載品の撤退への道筋も開かれましたし，基礎的医薬品の在り方など，様々な対応が行われました．

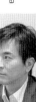

Wakako Naoya

若子 　同時に，スイッチOTC化が持つインパクトも大きいと思います．

幸野　諸外国と比較して，セルフメディケーションが進んでいないことも大きな問題です．市販品と同一成分の医薬品であっても医療機関で処方されれば自己負担が低くなるフリーアクセスの弊害も薬剤費に大きな影響を与えています．そのため，スイッチOTC化された医療用医薬品の保険償還率の引き下げや，長らく市販品として定着したOTC類似医薬品（ビタミン剤，うがい薬，湿布薬，漢方薬など）は処方の目的や方法に関わらず保険適用外とすることも早期に検討すべきです．規制改革会議でも，医療用医薬品の一般用医薬品への置き換えが進んでいないとして，制度の矛盾や国の手順に問題があることが指摘され，OTC推進への道が見直されることになりました．

薬剤師は対人業務にシフトチェンジすべき ───

若子　これまで薬剤費の適正化のために薬剤師が果たす役割は非常に限定的だったと思いますが，それに対してはどうお考えでしょうか？

幸野　薬剤費の統制は，薬剤師の重要な仕事です．私が中医協の委員に就任してから3回の診療報酬改定を経験しましたが，常にキーワードは「対物業務から対人業務へ」でした．特に2015年の「患者のための薬局ビジョン」策定後に実施された2016年改定では「かかりつけ薬剤師」が診療報酬において初めて定義されました．対物業務から対人業務に促すべく多くの診療報酬上の対応が行われましたが，対人業務の算定が非常に限定的であることを残念に思っています．未だにかかりつけ薬剤師指導料の算定回数は全処方箋の1.5％に過ぎません．

若子　そんなに低いのですか．

幸野　調剤技術料は全体で約1.9兆円ですが，その内訳は調剤基本料が約0.5兆円，調剤料が約1兆円，薬学管理料が0.4兆円と，対人業務の薬学管理料は調剤報酬全体の約20％にしか過ぎません．薬学管理料においてもそのほとんどが薬剤服用歴管理指導料なので，診療報酬上では設定されているものの実態とは乖離があり，対人業務に転換しているとはとても言えないのが現状です．2020年改定でも調剤料がさらに適正化され，多くの対人業務に対する算定要件が新設されました．これらがどのような算定回数になっていくのか，今後注目したいところです．

若子　近年はポリファーマシーも問題になっていますね．

幸野 2020年の診療報酬改定の議論の中で，後期高齢者の70％以上が5種類以上服薬しており，そのうち約30％は10種類以上服薬しているとのデータが示されました．現在，後期高齢者は約1660万人いますが，この方たちに費やされる医療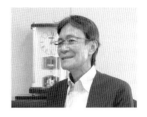
費は約16.3兆円，国民医療費の約4割を占めています．このうち1100万人を超える方がポリファーマシーです．有害事象や残薬が適切に管理されているのかを総点検する必要があるのではないでしょうか．その主役となるのはかかりつけ薬剤師です．例えば，ポリファーマシーと思われる方は必ずお薬手帳を携帯し，かかりつけ薬剤師に自分の処方薬や服用しているOTC薬を総点検してもらう運動を地域の薬剤師会が中心となって実施することも一案だと思います．

若子 かかりつけ薬局，かかりつけ薬剤師の役割は大きいと思います．

幸野 国は2025年までに地域包括ケアシステムの構築を目指しています．地域の中で医療機関，介護施設，在宅患者を結ぶ役割として，かかりつけ薬剤師の存在は重要になってくるでしょう．歪んだ形で展開された医薬分業を元の機能に戻すためにも，かかりつけ薬剤師には大いに期待しています．個人的には，薬剤師は自分たちの専門性を主張せず，限られた枠の中で仕事をしている傾向があるように感じます．逆に言うと，責任を回避するあまり，権限を主張しないのかとも思います．当然，権限には責任が伴いますが，国民からすると，責任を負うことを避けるがゆえに，権限の拡大にも控え目になっているようにしか見えません．医師が判断していることでも，薬剤師が判断すべきことは多々あると思いますが，なぜかそれを薬剤師は主張しない．そうなると国民は医師に頼るしかなくなります．現在の調剤薬局は処方箋を持っていないと入りにくい雰囲気がありますが，医師にかかる前にまずはかかりつけ薬局に相談し，OTC医薬品を上手く活用し，自らの力で克服するというセルフメディケーションの意識が必要だと思います．その環境を育んでいくのも薬局・薬剤師の使命ではないでしょうか．

若子 薬剤費の適正化の視点からも，セルフメディケーションの支援は薬局の重要な役割です．カナダでもむやみにOTC化を進めているわけではな

く，薬局で販売する品目については，この場面では受診勧奨しなくてはいけない，この範囲では2週間の服用を勧めるといったガイドラインが確立されています．日本でも，セルフメディケーションを推進していくためには職能団体が先陣を切ってアピールする必要があると思います．

幸野 今，薬局は国民の目においては逆風にさらされていますが，国は何とか本来の機能を取り戻すべく診療報酬上の対応を行っていると感じています．2025年には地域包括ケアシステムが進展し，街の姿も変わっていくでしょう．その時に薬局がどのような役割を担っているかが重要です．今のまま門前で薬を渡すだけの仕事をしていたら，薬剤師不要論へと向かうでしょう．今後のキーワードは「かかりつけ」から「地域貢献」に変わっていきます．その時に向けて，かかりつけ薬局・薬剤師が取り組むべきテーマは大きく3つあります．第1は，かかりつけ機能を普及させ，患者の服薬情報の一元的，継続的な把握とそれに基づく薬学管理・指導．第2は，24時間対応，在宅対応．第3は，地域との連携です．今後は，かかりつけ機能に加えて，新たに健康サポート機能も加わります．高齢化に伴い在宅医療が進展していくに従って，重症度の高い患者も在宅医療となっていきます．従って，専門機関と連携し，抗がん剤や抗HIV薬などを扱える高度な薬学管理を行える薬剤師が必要になってきます．これが本来の薬剤師の機能ではないでしょうか．医療機関，介護施設，地域のコミュニティーと連携することで，地域の健康情報拠点となり，地域包括ケアシステムの一翼を担ってもらいたいと思います．病院の隣で調剤に偏重する薬局は10年後には淘汰されているでしょう．これからが勝負だと思います．

フォーミュラリー実現のための課題 ───

若子 カナダには2種類のフォーミュラリーがあります．1つは病院の中で完

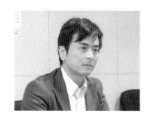

結するもの，いわゆる院内フォーミュラリーです．これは在庫をどれだけ絞るのかという病院内で完結する経済の話です．もう1つはナショナルフォーミュラリとも言われます．カナダは公的医療保障制度を採用していますので，税方式半分，保険半分という財源の中で，

国や州の保険者がフォーミュラリーを持っています．その際，オンラインで保険請求をすると，保険者から「これだけ払います，残りは自己負担です」とフォーミュラリーを踏まえた保険給付の状況がリアルタイムで返ってきます．日本では，欧米型のフォーミュラリーとは少し理解の違う概念として地域医療の中で使われようとしていますが，保険給付に対して保険者側から要件を設けることはできないのでしょうか．

幸野 いわゆる保険者フォーミュラリーですね．日本ではフリーアクセスの原則があるので，ガイドラインに従って処方されていない場合には，査定されて，保険からは払えませんと支払基金が決定することはできますが，保険者が払いませんということは現行の健康保険法ではできません．

若子 例えば超高額医薬品の処方には最適使用ガイドラインの要件を満たす必要があります．この"高額"の概念を10万円，5万円と価格を下げて，対象となる薬の品目数を拡げることもできないのでしょうか．

幸野 現行のルールでは，最適使用ガイドラインを作成するのは高額医薬品のみです．高額ではなくても，販売額が大きいものについてはガイドラインを作成することになっていますが，明確な基準はありません．

若子 それだとフォーミュラリーは若干骨抜きになってしまうように感じます．健康保険法の仕組み上，やむを得ない側面があるのでしょうか．

幸野 フォーミュラリーの障壁は，一言で言えば「医師の強い処方権」だと思っています．2020年改定においてもフォーミュラリーは診療報酬で対応できず，大きな課題が残されました．「骨太方針2019」には，「診療報酬等について，高齢者への多剤投与対策，生活習慣病治療薬の費用面も含めた適正な処方の在り方については引き続き検討を進める」ことが盛り込まれました．改革工程表でも「生活習慣病治療薬の費用面も含めた適正な処方の在り方について，2020年度診療報酬改定において，必要な見直しを実施」すると明記されています．さらに，改定の基本方針にも，「医師・院内薬剤師と薬局薬剤師との協働で医薬品の適正使用を推進，医学的妥当性や経済性の視点も踏まえた処方を推進」することが盛り込まれました．厚労省はまずは地域の中核である特定機能病院から実証実験的に開始し，それを診療報酬で評価することを提案しました．まずは院内フォーミュラリーから仕組みを構築し，地域に拡げていくという，ごく自然な提案だったと思います．ところが，方向性の総論には賛成し

つつも，「診療報酬で評価するのは違う」という意見が診療側から上がったのです．「薬の処方は個人の病状により一律に決められるものではなく，病態に応じた選択が必要，それが医師の処方権である」と．フォーミュラリーは医師の処方権を侵害するものではないことが理解されなかったのは非常に残念でした．世界では当たり前に行われていることがなぜ日本でできないのか．後発医薬品の使用推進に貢献し，費用対効果の高いフォーミュラリーの仕組みを，我が国も推進していくべきです．

若子 日本でも後発品の使用が推進されている印象を持っていたのですが，日本のデータをよく見ると，数値の算出方法や，OECD諸国でジェネリックの普及率を議論するときに使う数字とは異なります．処方量全体の中で後発品が使われている割合ではなく，後発品が存在する長期収載品の中で，どれだけ後発品が使われているのかを数値化しています．2017年のOECDのデータを見ると，総薬剤費における後発品の割合はカナダが76％，イギリス85％，日本40％です．日本はデータの分母が非常に限定的ですし，新しい薬をすぐに保険給付の対象にしていることも問題だと思います．

幸野 ここでも私が思うのは，薬剤師がその監査役になれるということです．医師に対して，これはフォーミュラリー通りではないと言えるのは薬剤師です．保険者は知識がないから言えないのです．薬剤師であれば，こちらの薬の方が同等の効果があって安いということを知っています．

若子 保険者による支払制限ができない以上，日本で議論されているものはフォーミュラリーではなく，ガイドラインだと思います．フォーミュラリーの策定に際して支払制限を想定できるのであれば，薬剤師もその場に参加し，専門医や一般医，保険者とともに検討していくべきでしょう．でなければ，おそらく薬剤師は動かないし，動けないと思います．

幸野 2019年8月に健保連はフォーミュラリーに関する政策提言を行いました．健保組合のレセプトを調査し，高血圧，高脂血症，糖尿病という3つの生活習慣病について診療報酬制度に組み込むことを想定したフォーミュラリーの案を策定し，その影響額を試算したところ，その3つの疾病だけで約3100億円の薬剤費を削減できると発表したのです．

若子 その提言を目にした医療関係者は多いと思いますが，一般の人たちはおそらく国民皆保険はこのまま維持されると思っているのではないでしょ

うか．国民皆保険制度が崩壊した姿を示して，国民にもっと危機感を感じてもらう必要があるのではないでしょうか．

幸野　健保連でも，健康保険が抱える問題についてSNSで発信しています．この10年でサラリーマンが払う健康保険料は10万円上がっているのですが，あまり危機感はあるようには思えないですね．

若子　カナダの薬局では，保険の給付制限がある場合には，ガイドラインから外れているから保険給付が制限されましたとか，この薬を使うためには，最初に別の薬を2週間以上試してからでないと保険給付が下りないということを薬剤師が説明しています．その際，医師に処方提案して，給付制限がかかるので別の薬を勧めるなどのやり取りを交わしています．それが可能だからこそ，薬局や薬剤師が，患者や医師が費用対効果の高い医薬品を選択できるよう緩く誘導することができるのです．

幸野　日本では，医師に対して処方制限すると言うことは不可能です．健康保険法違反になりますから．ですが，「患者さんの負担軽減になりますからジェネリックに変えてください」と言うのは薬剤師の仕事ですから，もっと積極的に言うべきだとは思います．

薬局におけるオンライン化と将来展望 ———

若子　最後に，今後の薬局・薬剤師の展望をお聞かせいただけるでしょうか．

幸野　2020年の診療報酬改定で，オンラインを使用した服薬指導が制度化されました．既に2018年度改定でオンライン診療が制度化されたものの，なかなか普及していない状況でした．ところが，コロナ禍における特例的な措置として，初診からオンライン診療あるいは電話等再診で処方できるとされ，オンライン診療は爆発的に増えました．今後は，医療機関の在り方が相当変わってくると予想しています．医療分野のオンライン化はあくまで時限的，特例的な対応として緩和措置が取られていますが，これによりどのような問題が生じたのか，あるいは生じなかったのかを冷静に検証する必要があるでしょう．オンラインによる服薬指導，電子処方箋が普及すれば，薬剤師の存在価値や需要に大きな影響を及ぼすでしょう．大手チェーン薬局は既にインフラの整備に入っていますね．

若子　コロナ禍の影響は，オンライン化の議論を進めるだけではなく，受診率の低下によって医療機関が経営に困っているという事実からも，医療全

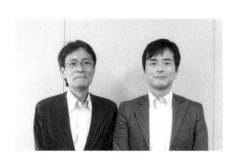

体を見直すための大きなきっかけになるのではないでしょうか．患者の受診行動についても，カナダで1ヵ月に1回診たらどうなるのかと聞かれることがあるのですが，満額ではないものの，再診料はちゃんと貰えるのです．では，なぜ1ヵ月に1回受診させないのかと聞かれるのですが，病院の入院患者が少ない分，地域の中で相当な数の患者を診なくてはいけないので，そんな余裕はないのです．日本もカナダのようになることが望ましいのかは議論が残るところですが，患者はまず薬局に行って無料で健康相談に乗ってもらったり，必要があれば受診を勧めてもらい，3ヵ月に1回かかりつけ医を受診するという仕組みがあってはじめて，理想的な処方箋の在り方や治療薬の交付についての議論が成立するのだと思います．本日は貴重なお話を聞かせていただきありがとうございました．

3

\\\\\\\

薬局・薬剤師が
主体的に
活躍する時代へ

対談3 若子直也 ✕ 益山光一氏（東京薬科大学薬学部教授）

薬学教育にみる薬局・薬剤師の課題 → p.175

患者と向き合いながら，
用法を決定できるカナダの薬剤師

　日本でもカナダでも，処方箋の必須記載事項の1つに用法があります．カナダの場合，「医師の指示通り」では調剤報酬請求が通らないため，あるいは後の行政指導の際に指摘を受ける対象となるため，医師にも最低限の用法の記載が求められます．しかしながら，医師は薬剤師を頼り，積極的に関与しないのが実態です．実際に，内服でも外用でも1日1回や2回など，基本的に服用回数しか書いてありません．

カナダでは薬剤師が用法を判断する

　いつ服用・使用するのか，服用する時間帯と食事とのタイミングについては薬局で薬剤師が独自の判断で決定し，患者に服薬指導を通して案内します．睡眠導入剤であれば眠前以外にはまずあり得ませんが，例えばSSRI，ARB，カルシウム拮抗薬，メトホルミンなど，多くの内服薬について例外なく，1日1回の用法であれば服薬タイミングの記載がない処方箋がやって来ます．

　食前，食後についても基本的に医師の指示はなく，薬剤師が患者との相談の上，治療に最適化するよう用法を完成させます．別項で示したメトホルミンの処方箋（p.59参照）をご覧いただくと分かりやすいと思いますが，処方箋にはメトホルミン500mg 1日3回とだけ書いてあり，食時の前後を指定する部分はありません．これは薬剤師が自身の薬学的判断で補完することが当然とみなされているからです．

また，Ⅱ型糖尿病に使用するのはメトホルミンが第一選択薬であるとガイドラインに記載されている通り，禁忌など臨床上で何かの問題がなければ，医師もガイドラインから逸脱した処方を試すことは滅多になく，セオリー通りにメトホルミンを出します．この場合も，HbA1cの値や体重などにより用量は医師が決めるものの，初期用量から目標用量までの漸増過程は，やはり薬剤師が患者に指導することが一般的です．

　つまり先の例では，500mgを1日3回服用するよう指導するのではなく，半錠の250mgを1日1回，1日2回と漸増し，最終的に500mgを1日3回となるよう，1ヵ月程度かけて目標とする用量に患者をゆっくりと誘導することも薬剤師の仕事です．この間，交付する薬の数量は，患者を混乱させないよう2週間分や1ヵ月分にすることが多く，また来局ごとに副作用の発生や患者のアドヒアランスを確認しつつ，必要があれば受診勧奨します．医師は3ヵ月程度で再度患者を診つつ，HbA1cの推移やその他の臨床所見を眺めて500mg 1日3回が妥当だったのかを判定し，増減が必要なら薬局に新しい処方内容を伝えます．

　一包化についても医師の指示は不要です．用法に関して自由裁量が与えられていることに併せて服薬のタイミング，一包化した朝，夕，就寝前など個々の分包紙内にどの薬を割り当てるのかは薬局の判断に委ねられます．薬剤の性質に細心の注意を払いつつ用法を完成した後，アドヒアランスや患者の自己負担額を考慮しつつ14日分，28日分などの調剤日数を決定します．さらにリフィル調剤時に介護者や家族の都合をフィードバックとして加味し，用法や調剤日数の調整も行います．家庭医や加齢医学の専門医らは，一包化された薬剤が剤形から判定できない場合は薬局に電話をかけて問い合わせてくるため，患者のファイルには用法決定の説明責任を果たすために記録を残すこともしばしばです．

外用剤の処方箋についても同様です．例えばステロイド軟膏であれば1日2回塗布とだけ記載されており，量は多くの場合，指定されていません．薬剤師はこれに対し，患者へのインタビューを通じて患部を特定し，患部の大きさから判断して調剤する量を決定することも日常的です．さらに，ガイドラインなどに記載されている一般的な治療期間，医師が患者に伝えた治療方針の概要などから総合的に判断し，患者に渡す量を例えば3ヵ月で100g，450gと薬剤師が決めます．さらにこれを分割し，独自の判断で1ヵ月に30gずつ調剤する場合もあります．

これらの事例は，処方箋に用法が正しく記載されている場合のものです．医師やクリニックのスタッフも記載を間違えることがあります．この場合も薬剤師の腕の見せ所となります．例えば，医師の指示通りと書かれている処方箋，用法そのものが抜け落ちている処方箋，あるいは薬学的観点から明らかに誤った用法が記載されている処方箋などです．

処方の適性化に貢献するカナダの薬剤師

薬剤師は疑義照会をしてこれらを正すこともできますが，独自の判断で用法変更をする道もあります．その方法は『Adaptation：処方適正化』と呼ばれるもので，薬剤師が処方者として保険請求をすることが求められ，薬局はこの専門的判断に対して既定の技術料を算定することができます．Adaptationは処方薬を生物学的に同等でない形で服用させる場合，薬剤師の専門的判断を評価すると同時に責任の所在をはっきりと薬剤師と規定します．ガイドラインから外れた用量を変更する場合は言うまでもなく，1日2回の用法を1日1回に変更したり，軟膏をクリームに変更したりと医師の処方した内容を変更する裁量は認められています．ただし，当該変更が直接的な理由となり副作用など有害事象が発生

した場合は，上書きで処方者となった薬剤師がその責任を全面的に負うこととなります．

　なお，Adaptationは義務ではありません．用法を自身の判断で変更して処方者となり，速やかに調剤することは薬剤師の義務ではありません．責任を回避したいと考える薬剤師には，翌日にクリニックの医師へ疑義照会を行う選択肢も残されています．実際に，特に高齢の薬剤師の中には，過剰な責任を嫌い，逐一，疑義紹介で切り抜けようとする人も散見します．Adaptationは15年ほどで急激にカナダ全土に広がった仕組みであり，責任を重く，職能を広くと進んできた薬剤師業界のトレンドに不安や反発を覚える薬剤師もいることは，ワクチン接種に強い抵抗感を抱く薬剤師も依然として一定数存在する事実とも符合します．

　日本の薬局，薬剤師に目を移したとき，全てを医師の指示の下で働くということが，果たして薬剤師の職責を全うすることになるのでしょうか？　ここで紹介したカナダの例は面白い議論の材料を提供していると思います．自らの責任で処方内容に修正を加え，患者の利便性向上などに積極的に取り組むか，医師の責任の範囲内で対処するか，薬剤師の皆さんはどちらを選びますか？薬剤師でない読者の方々は，どちらの薬剤師を選びますか？

▌文献 ──
1) 2018 Full Guidelines, *Can J Diabetes*. 2018; Apr: 42.
2) Houle S.K.D., Kozlovsky J., Fernandes H.V.J., *et al*.: Uptake of Travel Health Services by Community Pharmacies and Patients Following Pharmacist Immunization Scope Expansion in Ontario, Canada. *Pharmacy* (*Basel*). 2019; Jun. 7 (2): 35.

日本の処方箋の使用期間は妥当か

　日本では，保険医療機関で交付される処方箋の使用期間は交付の日を含めて4日以内です．これには休日や祝日が含まれるため，長期の旅行などの特殊な事情があり，処方者が別途使用期間を記載しない限り，この短い期間に保険薬局に処方箋を持ち込まれなければなりません．

　これに対し，カナダのBC州では処方箋の使用期間はリフィルの有無に関係なく，基本的に1年，経口避妊薬，いわゆる低用量ピルは2年と設定されています．オンタリオ州では2014年頃に処方箋の使用期限そのものが撤廃され，ベンゾジアゼピン系などの特殊な処方箋医薬品でない限り，調剤するか否かは薬剤師の判断に任されるとされています[1]．カナダだけの特殊な事情かと思いきや，イギリスでもNHS（National Health Services；国民保健サービス）の記載では，基本的に処方箋の期限は6ヵ月とされています[2]．読者の皆さんは，これらの期間は長いと感じるでしょうか？

処方箋の使用期間に関わる先進諸国の現状

　日本の処方箋様式における4日という期間の意味は，私の理解では「4日は医師の診断の有効期限であり，これを過ぎた後の患者の経過は誰にも判断できない．患者は再度，医師に受診して適切な診断を受けるべき」といったところです．しかし，これは本当に妥当なのでしょうか？　急性疾患については，ある程度の説得力がありそうです．交付した処方箋に基づく治療薬を服用しな

い状況で5日目以降に病態が大きく変化し，処方内容について再度，医師の受診が必要になる事態もあるかもしれません．

　では，使用期間が1年という処方箋が一般的となっている先進諸国では，5日目以降に誰が処方の妥当性を判断しているのでしょうか？　それは患者と薬剤師です．血圧や糖尿病などの慢性疾患に関しては，長期的なアウトカムやリスク，一般的な治療期間，予後や選択された薬物療法のコストと生活習慣改善のためのアドバイスを含めた服薬指導を行います．同時に，いつ薬の服用を始めるべきか，いつまで飲み続けるのか，どのように経過を観察していくのかを薬剤師が助言することで，患者の自己決定を促します．このような過程を薬剤師が担当することと，リフィルを含む長期処方を薬局が担当し，適宜医師への再受診を促すことが表裏一体となっている国々では，処方箋の使用期間が1年でも健康被害が起こることは想定しにくいのが現実です．

　急性疾患についても同様です．例えば，オセルタミビルの処方箋が交付されたものの，患者が薬局で調剤を受けなかったとします．この患者の行動が治療学上正しいかはさておき，症状がほぼ軽快した7日目に処方箋が薬局に持ち込まれたとしたら何が起こるのでしょうか？　何も起きません．薬剤師が調剤しないからです．

　別の例として，バラシクロビルによる口唇ヘルペス治療の処方箋にリフィルが付けられている場合，例えば初回の受診と薬剤の交付から半年後，患者は症状に応じて自己判断で薬局を訪れ，同じ内容の調剤を求めることができます．薬剤師は詳しい聞き取りによって病態を推測し，別の疾患と区別した上であれば調剤ができます．ご存知のように，口唇ヘルペスは非常に特異的な症状で，再発の時期などにある程度のパターンが存在するため，薬剤師による患者への聞き取りで十分対応が可能なはずです．実際に，カナダの複数の州では薬剤師による新規処方開始が認められてお

り，治療の開始後，終了後に患者に受診勧奨する義務さえありません．

　以上のように，慢性，急性に関わらず，4日という短い処方箋の使用期間は患者の利便性を損なっています．そしてこの短い期限により，本来は疾患の性質と薬物治療の妥当性を判断できるはずの薬剤師が，医師のカウンターパートとしての役割を果たせなくなっていると自省しなければなりません．処方箋様式の一部に過ぎない使用期間ですが，薬剤師が重い責任を負い，強い意志によって職能拡大を実現するためには避けて通れない議論になると思います．

▍文献 ──
　1）Prescription Expiry, Ontario College of Pharmacists.
　　https://www.ocpinfo.com/practice-education/practice-tools/fact-sheets/prescription-expiry/
　2）National Health Service: How long is a prescription valid for?
　　https://www.nhs.uk/common-health-questions/medicines/how-long-is-a-prescription-valid-for/

受診と処方箋交付は分けるべき

　リフィル処方とは医師が繰り返し利用できる処方箋を交付し，その処方箋で薬局が患者に薬剤を交付する仕組みとして説明されます．そして薬局は，患者の病状が安定していて，長期にわたり繰り返し同じ処方を受けることが見込まれる場合に，服薬期間中にわたって患者の服薬管理を行い，必要に応じて患者に医師への受診勧奨を行うこととされています．

　これまでのリフィルを巡る議論では，2つの論点が検討されていません．1つは，繰り返し同じ内容の薬を交付する際，残薬調整やその他の目的を含め，交付する薬の数量は薬局が決める道筋を用意しなければいけないこと．もう1つは，議論の前提として，受診と処方箋の交付という行為を分けなければいけないことです．

カナダでは薬剤師が交付する薬剤の数を決める

　別項でも実際のメトホルミンの処方箋を使って説明していますが，カナダのリフィル調剤では，実際の処方箋に90日分・リフィル1回と記載があった場合，解釈としては初回に90日分渡し，さらに妥当であれば90日分を渡して良い，と読むのが基本です．

　しかし，実際には交付する薬の数は薬局と患者が話し合って決めています．公的医療保障給付の制限を考慮して30日分渡すケースもありますし，他の慢性疾患薬の手持ちと合わせるために44日分を渡すことも考えられます．この過程で聞き取りを通して，受診勧奨が適当であれば受診を促しますが，そうでなければ医師

にフィードバックして情報を共有する必要もありません．医師が交付されている薬の数を把握する合理性が特に見られないことも，制度設計の背景にあると思います．

この事実は，受診と処方箋の交付という行為を分けなければいけないというもう1つの論点へと繋がります．日本では，外来での処方箋発行が医薬分業の要として稼働して以来，一貫して処方箋は薬と交換する"おくすり引換券"としての役割を演じてきました．手持ちの薬がなくなる頃に受診し，医師は引換券を交付．引換券を持った患者はその引換券に記載された通りの薬剤を受け取り帰宅する．この仕組みに疑問を持つ患者も医療従事者も少ないと思います．

カナダなどの北米では，処方箋を巡る薬と患者の動線，さらに医療従事者の働き方は全く様相が異なります．そもそも慢性疾患治療薬は，90日から180日分と超長期処方でオーダーすることが基本です．例えば，安定した高血圧に対して数年間同じ薬が処方されていると想定すると，十中八九，患者が受診時に発行される処方箋は180日分以上，極端な場合だと1年分相当のリフィルを上乗せされたものになります．患者がこの処方箋を薬局に持ち込んだ際，手持ちの薬がある場合はデータに保存され，処方はその時点からBC州では1年間，他の州では数年間有効になります．患者は残薬がなくなると受診ではなく薬局を訪れ，薬剤師らと相談しながら例えば60日分の薬の交付を受けます．ちなみに別項で触れたように，処方箋の有効期限が4日ではこのような仕組みは働きません．

では，上記の例のような場合，患者は半年あるいは1年もの長い期間受診しない，あるいはできないかというと，そんなことはありません．通常，家庭医への受診サイクルは約3ヵ月です．この過程で医師らは検査値をオーダーし，診断の妥当性を評価しつ

つ，処方内容に変更の必要がなければ，医師は処方箋を発行しませんし，患者も必ずしも同じタイミングで薬局に立ち寄って薬を受け取ることはありません．

　このサイクルの途中で，薬剤師から受診勧奨されたり，例えば医師が新しい知見を専門誌から見つけたために処方を修正したいと考えた場合は，医師が患者に連絡して受診を促すことも可能です．ここでも重要なことは，受診と処方箋発行は同じタイミングで起こる必然性はないということです．医師が集中するべきは，検査，診断と処方薬の選択であり，慢性疾患の受診と処方薬交付のタイミングを計ることではないはずです．妥当な診断が行われ，正しい処方薬が交付され，そして肝機能などの検査値を適切なサイクルで知っていれば，1ヵ月に1回薬を交付するためだけに患者を受診させ，同じタイミングで調剤させる，いわゆる「お薬受診」に特段の合理性はありません．

　ここで述べたような先進諸国の仕組みを視野に入れながら，診療報酬改定における医科の再診料など，診察および処方箋発行の報酬単価を引き上げるとともに，診察の必要性を説明できないような受診を抑制する仕組みを導入することが重要です．これにより慢性疾患の長期処方へと誘導することができ，リフィル処方の地盤が整います．また薬剤師へのタスク・シフティングが行われることで医師らの負担を減らしつつ，一定の医療費を抑制することが可能になるでしょう．理想的な制度の着地点を意識しながら，薬剤師自身が政策立案に積極的に関わることができるか否かが，今後，薬局が医療の中心にいられるかどうかを決めると思います．

「箱出し調剤」の議論の前に
やるべきこと

　箱出し調剤の議論を知っていますか？　最近では，2017年4月
の厚生労働省・医政局による「新たな医療の在り方を踏まえた医
師・看護師等の働き方ビジョン検討会」で，その概念が登場して
います．同検討会の報告書では，「錠剤やカプセル剤などのPTP
（ブリスター）包装品が入った包装（箱）を，箱から出さずにその
まま患者に交付する調剤手法」で[1]，専門誌や学会発表などで導
入の有用性を訴える形で研究対象にもなりました[2]．

　研究の結果として，1処方箋あたり平均66.25秒という調剤時
間の短縮効果が確認できた他にも，有効期限とロットの記載によ
りトレーサビリティの向上が期待できること，さらに薬局の在庫
管理が容易になることや，薬剤師業務の効率化なども見込まれて
います．良いことずくめのようにも見える箱出し調剤ですが，薬
剤師の業務にどのような影響をもたらすのでしょうか．以下，別
項で紹介したリフィルや処方箋様式の理想的な在り方との関係か
ら浮かび上がる課題を提示します．

「箱出し調剤」に関わるカナダの実情

　先進国ではボトル調剤や箱出し調剤が一定の割合で利用され，
定着しているのも事実ですが，必ずしも主流とは言えないのが実
情です．主流か否か以前に，薬剤師の職能や薬局の機能を評価，
議論する際の重要な論点とは見なされていないと言うべきかもし
れません．

例えば，カナダではPTP包装自体が少数で，大半はボトル包装，つまり日本で見られるバラ錠包装です．口腔内崩壊錠などのごく一部の薬は30錠単位などでPTP包装が箱入りで流通していますが，圧倒的多数はボトル入りの100錠，90錠包装で流通しています．

　しかし，これらボトル包装，箱入りのPTP包装をそのまま患者に渡すことは多くありません．包装規格が対応していないような，例えば21日分，60日分などを必要に応じてボトルから計数トレイに出し，手動で数え，それをバイアルに移して調剤しています．箱入りのPTP包装については，必要枚数のシートを透明なジッパー付きビニール袋や大き目のバイアルに移して調剤しています．日本の薬袋のように用法などを印刷した紙の袋に入れることは稀で，用法や処方医の名前，薬局の連絡先など，記載義務がある項目をラベルに印刷し，バイアルなどに貼り付けて薬を交付しています．

　少なくともカナダの薬局では，計数することが圧倒的に多数である印象です．計数せずに済むのであれば，数秒単位で素早く調剤できることも事実ですが，なぜこれが主流にならないのでしょうか？　その理由は，カナダでは90日分以上の長期処方を取り扱う際，薬局で何日分の薬を渡すかは薬剤師と患者の話し合いで決定されるため，医師の指示はあまり多くの意味をなさないからです．

　調剤日数については，残薬調整，薬剤師による経過観察と薬学的介入，さらに公的医療保障や民間医療保険の給付を最大限利用するなどの目的で，患者の同意のもと，薬剤師の一存で決めています．この過程では，ボトルや箱で渡すことが必ずしも便利が良いわけでもありません．例えば，残薬調整は薬剤師の判断で薬局で行います．高血圧で3剤服用する患者で1剤がどうしても余ってしまう場合，2剤を90日分渡し，余った1剤については包装規

格がバラ錠包装90錠のボトルだとしても，残薬調整で60錠しか調剤する必要がないと判断することが可能です．なぜ余ったのか，アドヒアランスに関するフォローアップや医師への情報提供，処方提案や血圧の推移を聞き取り，必要に応じて受診勧奨もしなければいけないのは当然ですが，残薬調整のためだけに医師の判断を仰ぐという選択肢はカナダの薬剤師にはありません．

また，服薬指導に際してある副作用を疑い14日分のみを渡して経過を観察するケースもあり得ます．14日前後で患者に再度来局してもらい，副作用の心配が杞憂と分かれば90日分を渡すかもしれませんし，受診を勧奨したり，州によっては薬剤師単独の判断で検査をオーダーするシナリオもあり得ます．また，別項で紹介したメトホルミンの漸増でも同様に，ラベルには1日3回と書いてあっても，口頭で詳しく漸増の過程を指導し，患者を混乱させないように渡す薬の日数を適切に判断することも薬剤師の日常業務の範囲です．

さらに公的医療保障や民間医療保険の給付には様々な要件が存在しており，例えば慢性疾患の治療薬は初回は30日分以下しか給付しない民間医療保険もあります．その背景には，初回に3ヵ月分渡しても，副作用などで治療を断念した場合，残薬に対して払った保険給付が無駄になることを避けるための論理があると思います．この場合，薬を30日分以上渡そうとすると，31日目の分から保険の給付対象から外れるため，薬価はそのまま満額，患者の自己負担となります．保険会社からのレスポンス画面のメッセージを無視してEnterキーを連打する薬剤師はこれに気が付かないこともあり，対応した薬剤師によって会計が異なる事態を生みます．

上記のように，カナダでは，薬の性質と公的医療保障や民間医療保険の給付の仕組みに精通する薬剤師が独自の判断で調剤する薬の数と量を決定しています．医学的に重要ではない観点から疑

義照会することで医師を煩わせることなく，医療全体が効率的に運営されるために役立っていることは間違いありません．

日本における箱出し調剤の課題

日本における論点は，箱出し・ボトル出し調剤が薬局のワークフローを効率化するか否かではなく，海外では常識として行われている薬局の長期処方管理が存在しないこと，さらに患者に渡す薬の数，量について薬剤師の権限が全くないことにあります．

専門家としての判断や患者の希望に合わせて100錠包装を分割するか，箱のまま渡すのかを薬局で薬剤師が決定できない現状で箱出し調剤を議論していては，1ヵ月分の処方がまだまだ多い実態に合わせてメーカーに小包装を作らせてしまう無駄な事態になりかねません．

「医療従事者の生産性と付加価値を向上させる上では，薬剤師の専門性や知見は極めて重要であり，これまで以上にその能力を発揮することが期待され」るのだから，「薬剤業務のプロフェッショナルとして，積極的にチーム医療の一員としてのプレゼンスを発揮すべき」と他職種に背中を押されている以上[1]，「薬局薬剤師の業務を効率化し，服薬指導を中心とした対人業務にシフトできるような調剤プロセスの見直しが必要」なのは当然です[2]．

我々薬剤師は自分たちの専門知識に見合った裁量権を求め，行政とともに制度や仕組みを改善することに力を注ぐ時期ではないでしょうか．箱出し調剤の議論に実質的な意味を持たせるのはその後になるでしょう．実際に，2014年に上述の箱出し調剤による薬剤師業務に関する研究報告が発表されてから6年が経過した現在も，この議論が特に前進し，制度の中で検証はされてきませんでした．

その代わりに，2019年4月2日に発出された厚生労働省医薬・

生活衛生局による「調剤業務のあり方について」という通知，いわゆる0402通知とロボット薬局とも呼ばれる全自動化した調剤システムが登場しました．対物業務を軽減し，対人業務へとより価値の高い仕事をする環境が受動的ながら整ってきた中で，薬剤師の本来担当するべき職務とは何でしょうか？ その答えを用意するのは，薬剤師自身でなければなりません．

▌文献 ——

  1) 厚生労働省：「新たな医療の在り方を踏まえた医師・看護師等の働き方ビジョン検討会報告書」．
  2) 小林大高，坂巻弘之，小松涼ら：保険薬局における小包装製品の箱出し調剤による薬剤師業務に関する研究．*YAKUGAKU ZASSHI* 2014; 34(7): 823-828.

日本に調剤テクニシャン制度は必要か

　日本では，アメリカなどの事例を参考に，長い間，調剤助手やテクニシャンを制度として導入することが議論されてきました．これが実現すれば，薬剤師のみが従事してきた調剤業務のうち，テクニカルな部分（計数調剤）を中心とする対物業務を非薬剤師のスタッフに任せ，薬剤師がより高度な判断を行う環境が整うことになります．

　カナダの薬局では，薬剤師は処方監査や処方提案などの医師とのやり取り，さらに自らの判断による処方修正，禁煙指導やワクチン接種などの医療サービスが業務の中心で，いわゆる対人業務に集中しています．一方で，薬を物理的に揃える業務は Pharmacy Assistants（アシスタント），Pharmacy Technicians（テクニシャン）と呼ばれる非薬剤師スタッフに任せています．

カナダの薬局におけるアシスタントとテクニシャンの業務

　アシスタントとテクニシャンは全く別の職業で，担当できる業務の種類と範囲が異なります．アシスタントは文字通り薬剤師の助手としての役割を果たします．日本の調剤助手とは異なり，PTPシート，湿布の計数や軟膏の計量などの最も基本的なピッキングだけではなく，水剤調製や複数の軟膏の混合，一包化まで担当しています．散剤があれば，これもアシスタントが担当するのでしょうが，カナダでは散剤はほとんど使われておらず，小児

の薬はほぼシロップや懸濁用ドライシロップを調製しています.

　では,テクニシャンはどのような業務を担当しているのでしょうか? 最も大きな違いは,日本の薬局業務の用語で言う「監査」ができる点です.アシスタントが揃えた薬をテクニシャンが監査し,自らの責任で払い出しまで可能です.間違った薬を払い出せば,監査したテクニシャンが責任を問われるのは言うまでもありません.リフィル調剤の際は,薬剤師が服用歴やPharmaNetを眺め,薬学的介入の必要がないと判定した場合は,一包化されたものも含めて薬剤師の目に留まることなく薬が患者に手渡されることもあります.

　アシスタントは大学の学位を有する人々が就く職業ではなく,高校生や高校卒業後の若者がアルバイトでする仕事と言っても過言ではありません.実態として,薬学部に進学を希望する高校生が経験を積むために,また薬学生がカリキュラムに定められた実習の一部としてアシスタントを務めることが多いです.私もカナダの薬局で,責任者としてこのようなアシスタントたちを監督し,実習の面倒を見たり,就職活動に際して推薦状を書くこともありました.

　一方で,テクニシャンは薬剤師と同様に免許を持つれっきとした医療職です.テクニシャン免許は州ごとにCollege of Pharmacists(カレッジ)が管轄し,国家試験に合格した者に与えられます.しかし,テクニシャンになるために大学の学位を有する必要はなく,日本でいう短大や専門学校に相当する2年以下のプログラムを受講すれば国家試験受験資格を得られるため,そこまでハードルの高いものではありません.

　薬剤師と非薬剤師スタッフは,1対1の割合で薬局を運営することが一般的で,1人の薬剤師に1人の助手が付くようなイメージです.私がBC州の州都ビクトリアで最も忙しい薬局の1つで

勤務していたときには，5人の常勤の薬剤師，5人のアシスタントに1人のテクニシャンが忙しく走り回っていました．業務量が膨大になると，さすがに薬剤師がピッキングや一包化をする機会はなく，鳴り止まぬ電話の中で各職種が担当できる業務範囲で分担を行いながら，薬剤師は調剤報酬請求や薬学的介入，服薬指導に集中しているのです．

日本の薬局にアシスタントやテクニシャンは不要

　カナダ薬剤師会によれば，現在，カナダには約3800万人の総人口に対し[1]，4万2500人の薬剤師免許保持者がいます[2]．人口10万人当たりで約112人の計算になります．これに対して，日本ではその3倍の総人口に対して，約31万人の薬剤師が存在しています．人口10万人当たりの薬剤師数は約246人で[3]，現在も日本の薬剤師数は増え続けています．これらを単純に算出すれば，日本の人口当たりの薬剤師はカナダの2倍以上となります．その背景として，カナダでは，薬剤師がより高いレベルの医療サービスを提供したいという強い意志を前提として，周辺の事務的業務を非薬剤師に任せた経緯があったと推測できます．

　日本においても薬局内の業務を薬剤師と分担できる人材を育成し，非薬剤師スタッフの調剤行為を解禁するべきかについての議論がなされてきましたが，2017年以来，私は一貫してこの議論に対して否定的な意見を表明してきました．その理由は，薬剤師が過剰になっていく日本では，高度な臨床判断に基づく医療サービスを提供できない，したくない薬剤師が対物業務を担えばよいと考えたからです．薬剤師の間で職能を拡大するという共通認識が醸成されていない段階で，低コストの非薬剤師スタッフが調剤室に入ってくる時代が到来すれば，こうした薬剤師たちが職を失うことも危惧しました．

カナダの例からも分かるように，計数や一包化など調剤業務の大半は，薬剤師免許を保持せずとも完璧にこなせる人材はいくらでもいます．今後，行政が期待するような地域における薬局の健康サポート機能，および薬剤師の一次医療の一部担当と医療におけるゲートキーパー的な役割が徐々に実現するに伴い，薬剤師の職能も拡大していく展開が望ましいと思われます．

　薬剤師の職能拡大は，高度な知識と臨床判断に基づき薬剤師が決断し，患者に具体的な治療上の指示や処置を与えることを意味し，それには当然リスクが伴います．しかし，残念ながら，そのようなリスクを取り，よりレベルの高い職能へと踏み出す勇気がない薬剤師たちが，現在の日本では一定数存在している現実は否定できません．

　私がアシスタントやテクニシャンの導入に否定的な意見を表明し続けたのも，人口当たりの薬剤師の数が2倍であれば，半分の薬剤師が対物業務を担い，対人業務を担当する薬剤師を補助すれば，誰も薬局から去ることなく経営を維持できるのではとの思いからでした．2017年時点では，拡大した業務の範囲内で新しい責任とともに薬学的介入に積極的に取り組む薬剤師と，計数調剤などの古典的な薬局業務を担当する薬剤師に自然と役割が二分化していく方が現実的ではないかと訴えていました．当然，給与などの待遇面にも差が付くことになりますが，個々の薬剤師の能力や責任への対価として，薬局の経営側の評価など需給のバランス，つまり市場に任せれば，薬剤師の免許を2種に分割したり，非薬剤師スタッフに調剤を任せる必然はないと主張していました．

　調剤助手やパートナーなど，名称が何であれ，新しい職種に置き換えられて薬局を去る薬剤師は，他に行く所がないという事態にもなりかねません．対人業務を担当する薬剤師が職能を拡大し，薬局がもっと地域医療に貢献できるような未来を目指すために

は，全ての薬剤師に活躍の場を用意し，薬剤師全員が団結して臨むことがベストだと今でも信じています．それから1年半が経過し，2019年の4月2日に厚生労働省から「調剤業務のあり方について」という通知が発出されました．今後，薬剤師業務がどのように変化していくのか，薬局，ドラッグストア業界は固唾を呑んで見守っています．

薬剤師にしかできない技術の確立を

日本では，これまで薬剤師のみが独占的に調剤の全てを引き受けて薬局を経営してきました．今後，その境界線を巡り様々なレベルでの議論を経て，順次，物理的に薬を揃える業務が非薬剤師スタッフへと委譲されていくと予想されています．

計数調剤が薬局全体の業務量に占める割合が非常に高い事実をもとに考察すると，経営者目線では人件費の高い薬剤師ではなく，事務員を教育し，ピッキングを担当させることは避けられないと思います．このトレンドは，特にコンプライアンスを最優先する大企業の傘下にある薬局で顕著となり，薬剤師が非薬剤師スタッフと置き換えられる店舗が増加すると予測しています．

経営者の視点からすると，人件費の削減は好ましいことのようにも聞こえます．しかし，調剤の基本的な部分は専門職が担当する業務ではないと認識されてしまった以上，基本的な調剤に対する技術報酬は大きく削られることも考えられます．根本的な問題として，薬の専門家でなければできない業務自体が，少なくともこれまでは非常に限定的でした．AIの活用や機械化が可能な部分で積極的な技術進歩が進めば進むほど，薬剤師にしかできない仕事は何であるのかが議論されるでしょう．一方で，薬剤師でなくともできると認識された"技術"はもはや技術ではなくなり，算定できる報酬も削減される動きが加速していくと思われます．

対物業務を担当する薬剤師の数が低下することに伴い，対人業務を担当する薬剤師の数が増加するとは限らないのです．薬剤師でなければできない技術を確立し，その技術に対して報酬が設定されるよう具体的な行動を起こすことが急がれます．薬剤師は，地域住民の健康に資する医療職であり，薬局は医療提供施設であると他のステークホルダーに納得させるに足る材料を早急に集めなければなりません．非薬剤師スタッフの調剤への関わりが具体的に指針として発表された今回の通知は，薬局と薬剤師の未来を左右する分水嶺として記憶されるのかもしれません．

■文献 ──
　1）Statistics Canada: Population Estimates, quarterly, Q2 2020.
　2）Canadian Pharmacists Association: Pharmacists in Canada.
　　　https://www.pharmacists.ca/pharmacy-in-canada/pharmacists-in-canada/
　3）厚生労働省：平成30年（2018年）医師・歯科医師・薬剤師統計の概況．

対物業務と報酬の関係

　先述の通り，カナダの薬局ではピッキングや一包化も含めた対物業務の大半を非薬剤師スタッフが引き受けることで，薬剤師は処方監査などの臨床的な判断をし，ワクチン接種などの医療サービスを提供しています．さらに公的医療保障や民間医療保険の給付の仕組みを理解し，患者負担を最小化するための処方への介入に集中することができます．

　非薬剤師スタッフの呼称は15年前までは統一されておらず，"Tech（テック）"と呼ばれていました．その後，順次，薬剤師の職能団体であるCollege of Pharmacists（カレッジ）が免許制による医療補助職を設け，人口が集中するオンタリオ州，アルバータ州やBC州に同様の動きが広がりました．一定の要件を満たして国家試験に合格し，各州でカレッジの免許を取得した者だけがテクニシャンの肩書を名乗ることが可能となり，他のスタッフはアシスタントして区別されています．

カナダにおけるテクニシャンの要件と業務

　カナダの場合，テクニシャンになるためには高校卒業後，日本の専門学校や短期大学に相当する教育機関における職業訓練プログラムに1年半程度通学した後，3ヵ月の実務実習，筆記試験およびOSCEによる実技試験に合格する必要があります．道のりが長いと感じるかどうかは見方によりますが，薬局業務の中で，どの業務までテクニシャンが担当できるのかが評価の1つの参考に

なると思います。端的に表現すれば、臨床的、薬学的な知識と判断が必要ない業務、つまり全ての対物業務がテクニシャンの職能と言って差し支えありません。

日本の調剤事務が担当する業務に加え、ピッキング、一包化、処方通り正しく薬が揃っているかどうかの確認（監査）、そして患者への薬剤交付まで行うことができます。リフィル調剤のように、慢性疾患の薬剤を調剤する場合は、薬剤師が服薬歴などとPharmaNetの確認をどこかの段階で行うことが義務付けられています。しかし、例えば患者からリフィル調剤の依頼を薬剤師が電話で受け付け、聞き取りを通して処方の継続が妥当だと判断した場合は、多剤の一包化およびその監査も含め、その後は薬剤師の目に一切触れることなく、薬が患者に渡されることもあり得ます。

カナダにはVerbal Order（口頭による処方）が存在します。医師や歯科医師など処方者が電話で早口に処方を口頭で伝え、薬局側がそれを書面にします。この紙が処方箋の原本になります。私は個人的にはミスの元にもなり得るこの仕組みは好みませんが、これまでトラブルを経験したことはありません。この仕組みにおいて、テクニシャンは用法・用量変更やリフィル追加など、医師から電話や口頭による指示を受けながら文書化し、処方箋を作成できることも大きな特徴です。

報酬面でも日本の薬剤師とテクニシャンは近い

日本で発行される処方箋のうち、疑義照会が必要なものはどのくらいでしょうか？ 処方を変更する必要に迫られて専門書を開き処方医に対案を用意するような事態が、業務全体でどのくらいの割合を占めているでしょうか？ 2015年のデータでは日本の疑義照会率は2.5％前後[1, 2]であることを考えると、残りの97.5％は狭義の調剤が日本の薬剤師の業務のかなりの部分を占めているこ

とになります．つまり日本の薬剤師の仕事のうち97.5％はカナダのテクニシャンが担当する範疇に収まっており，日本でも薬学的判断と服薬指導以外の全て業務を将来的にはテクニシャンが担当できると示唆しています．

　私がカナダの薬局でテクニシャンと仕事をするようになり，興味を持ち調べてみたところ，テクニシャンの報酬は時給で20カナダドル，年収では4万5000カナダドル前後が相場のようです．為替（1カナダドルが80円程度）を考慮するとそれほど大きな額ではないものの，現地で生活する感覚から言えば，日本では時給2000円程度に相当すると言って構いません．

　一方で，現在は6年制となった薬科大学，薬学部を卒業した日本の薬剤師の平均時給は約2000円，年収で500万前後と推定されており[3]，カナダのテクニシャンと比較的近い水準で推移しています．太平洋を隔て，保険制度や医療政策において関連のない2つの国で，薬剤師とテクニシャンの報酬が不思議な一致を見せているのは偶然かもしれません．しかし，職能の範囲に応じた報酬がいかなる水準であるべきかを探るための参考にはなるのではないでしょうか．

　日本の薬剤師は，処方通りに揃えた薬を患者に渡し，薬剤の情報を提供するだけの古典的な調剤業務から脱却することが必要です（図13）．カナダで薬剤師がテクニシャンの2倍と言われる高い報酬を得ている現実も併せて考えれば[4]，さらにその職能を拡大し，患者の利便性の向上，医療費の削減と処方の適正化を目的とした権限の確保を目指すことで，報酬面でも大きく伸びる未来を議論できるとも思います．カナダの例は，より多くの収入を得て，さらに国民からの信頼が得られる薬剤師となるためには，広い職能を持ち，重い責任を負う業務に従事することが必要であることを物語っています．

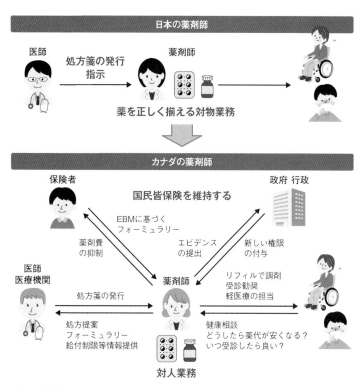

日本の薬剤師

医師 → 処方箋の発行 指示 → 薬剤師

薬を正しく揃える対物業務

カナダの薬剤師

保険者　　　　国民皆保険を維持する　　　政府 行政

EBMに基づく
フォーミュラリー

薬剤費
の抑制　　　　エビデンス　　　新しい権限
　　　　　　　の提出　　　　　の付与

医師
医療機関　　　処方箋の発行　　　薬剤師　　リフィルで調剤
　　　　　　　　　　　　　　　　　　　　　受診勧奨
　　　　　　　　　　　　　　　　　　　　　軽医療の担当

処方提案
フォーミュラリー　　　　　　　健康相談
給付制限等情報提供　　　　　　どうしたら薬代が安くなる？
　　　　　　　　　　　　　　　いつ受診したら良い？

対人業務

図13　薬剤師とは何をするべき職業なのか？

　現行の仕組みで薬局の機能を評価し，医療経済学的な視点から薬剤師業務の価値を訴える研究は，日本ではまだまだ限られています．疑義照会を通した薬学的判断の医療経済効果は約2200億円と試算されるとの報告だけでなく[5]，より多くのエビデンスを示して各ステークホルダーの説得を開始しなければなりません．2015年に71.2％の薬局薬剤師がテクニシャン制度に賛成したことは[6]，薬剤師が一丸となってその実現に取り組む覚悟と準備が醸成されてきた証拠だと信じています．

▌文献 ───

1) 平成27年度全国薬局疑義照会調査報告書（日本薬剤師会委託事業）.
2) 厚生労働省保険局医療課：平成30年度診療報酬改定の概要（調剤）.
3) 厚生労働省：令和元年賃金構造基本統計調査.
4) Government of Canada, Job Bank, Wages (Pharmacist in Canada).
   https://www.jobbank.gc.ca/marketreport/wages-occupation/18196/ca
5) 神村英利ら：保険薬局における薬学的判断に基づく疑義照会の経済効果．薬理と治療 2017; 45 (5) : 723-727.
6) ドラッグマガジン 2015年2月号.

日本の薬剤師が
ワクチンを接種する日は来るか

　世界に目を向けると，薬剤師が侵襲的な注射針を取り扱い，患者にワクチンを接種する国は少なくありません．私が薬剤師免許を持つカナダのBC州はもちろん，カナダ，アメリカでは広く一般的に行われており，またオーストラリアでも数年前から一部の州では薬局でのワクチン接種が可能になっています．ざっと調べただけでもアルゼンチン，アイルランド，ポルトガル，南アフリカ共和国，スイス，イギリスなど，国や地域による違いはあれども，薬剤師によるワクチン接種が制度として可能になっている[1]ことに大いに驚かされました．

薬剤師がワクチン接種を行うカナダの薬局

　カナダでは州によりけりですが，例えばオンタリオ州では2012年から薬剤師のワクチン接種が認められたように[2]，2010年前後を境目にして主要な州で急速に薬剤師によるワクチン接種の仕組みが広がりました．2008年にカナダ公衆衛生庁（Public Health Agency of Canada）が後期高齢者とハイリスク患者のインフルエンザワクチン接種率を80％にすることを目標に掲げたことも追い風になったのかもしれません[3]．

　オンタリオ州では37％の薬局薬剤師が1シーズンで300人以上にインフルエンザワクチンを接種しています[2]．BC州でも，私が勤務する薬局では2017年度は300人以上に接種した実績があります．シーズンも終わりに差しかかる頃は1日に2人程度ですが，

ピーク時の11月下旬から12月上旬は1人の薬剤師がワクチン接種にかかりきりで，4時間で30人前後のお世話をすることもあり，冬の薬局業務は多忙を極めます．また，アシスタント1人を引き連れて介護付有料老人ホームなどに出張サービスを展開する場合もあります．経営者目線ではワクチン接種への公的医療保障報酬では薬剤師の人件費がネックとなるため，ビジネスとしてはあまり成立しませんが，後期高齢者が居住する施設へのマーケティングの一環という側面も否めません．

後述しますが，2020年の新型コロナウイルスのパンデミックによる死者はそのほとんどが高齢者，特にこうした介護付有料老人ホームなどの施設に居住する後期高齢者でした．カナダでは日本ほど介護事業に医療従事者が積極的に関与しておらず，専門知識に基づく衛生管理が不足していた反省があります．今後，薬剤師による手順書と感染予防の計画策定も含め，介護分野への関わりが増えるかもしれません．無論，この新規のウイルスへのワクチンが登場すれば，薬剤師による投与が真っ先に検討，導入されていくと本書で予言しておきたいと思います．

カナダ薬剤師会によれば，カナダ人の88％はワクチンに関する情報源として薬剤師を信頼しているそうです[4]．一部の州ではTravel Health（渡航医学・薬学）の専門家として積極的なワクチン接種や治療薬の処方にあたる薬剤師がいますが[5]，そこまでに至らずとも，各州でワクチンに関する様々な情報を提供している現実を目の当たりにすると，上記の数字が示すように，地域住民が薬局と薬剤師がワクチンの伝道者としての役割を担っていると考えることにも納得できます．また，薬剤師によるワクチン接種が認められている国々の中でも，カナダ，アメリカやイギリスでは薬剤師の職能が大きく拡大しており，慢性疾患の管理にも薬局が大きな役割を果たしています[6]．

日本における薬剤師によるワクチン接種の課題

　日本でも薬剤師が患者にワクチンを接種する日は来るのでしょうか？ 以前，厚生労働省の若手幹部とお話する機会があった際，自身も薬学部卒業のこの行政官は「そこは取りに来るところなのかな？」と疑問を呈していました．ワクチン接種を薬剤師の業務の一環とする試みが，そもそも必要なのか疑問だと言いたかったようです．私自身も日本で薬剤師がワクチンを接種する日が近いとは思っていません．しかし，薬剤師の本分は薬物療法に関する監査と医療費の適正化，および疾病の予防と考えている立場としては，遠い将来であっても，それらを実現するための選択肢として検討を続けて欲しい課題の1つです．

　原則，日本のワクチンは，一部を除いて皮下接種です．これは1970年代に解熱薬や抗菌薬の筋肉内注射によって，約3600名の大腿四頭筋拘縮症の患者の報告があったためです．それ以降，筋肉内注射による医薬品の投与は避けられる傾向にあると説明されますが[7]，投与経路そのものとの因果関係は明らかにされておらず，筋肉内注射を避けるべきという部分だけが広く共有された結果のようです．

　これに対し，カナダで認可されたワクチンはほとんどが筋肉内注射です．薬局で取り扱うワクチンも数の上では圧倒的に筋肉内注射が多く，これは接種する機会が最も多いインフルエンザ，肺炎球菌，HPV，AB型肝炎ウィルスのワクチンが全て筋肉内注射であることに起因します．残りは経口摂取が数種，そして経鼻のインフルエンザワクチンに馴染みがありますが，皮下接種は帯状疱疹の予防に使う1種類しか思い浮かびません．その1種ですら，最近，急速に売上を伸ばしている筋肉内注射接種の新製品の陰で使用頻度は高くありません．

2020年の春に別の厚生労働省の幹部とワクチンにまつわるトピックを共有しました．日本の薬局はまず地域住民へのワクチンに関する情報提供，教育と接種率向上のPRセンターになるところから始めてはどうかなど，日本の薬剤師がいつかワクチンという予防医学の要を司る日へのロードマップについて意見を交換しました．その場で，私が「筋肉内注射，皮下注で接種するためは法改正を含む大掛かりな制度変更が必要で，遠い道のりでしょう．仮に，経口，経鼻など投与経路が異なるワクチンが日本で認可されたとして，これらの接種を何らかの形で薬剤師が補助することを目指すのは，アプローチとして考え得るのでしょうか？」と質問したところ，その幹部からは「いいんじゃないですか，検討はしてみても」との回答が返ってきました．このようなアプローチについて，ぜひ薬剤師業界全体として検討が始められることを，私は強く望んでいます．

カナダの事例から見るワクチン接種の資格を得るためのステップ

　日本の薬局でインフルエンザワクチンを接種するなど，SFのような話に聞こえるかもしれません．しかし，ワクチン接種が本当に高い技術を必要とする行為かと言えば答えはノーです．カナダなどの先行事例に目を向け，薬剤師が日常の業務の一環として毎日ワクチン接種を行う現場を見れば，また，以下でご紹介するように，カナダの薬剤師がワクチン接種の資格を得るために必要なステップを知れば，お分かりいただけると思います．

　カナダの薬学部では，あらかじめ教育の後半部分で薬剤，ワクチンの調製と注射の技術を学びます．これに対し，私のような外国の薬学部，薬科大学を卒業してカナダで薬剤師となった者は，生涯教育研修でいう10時間相当のオンラインによる自己学習と，

これに続く模擬試験で7割以上のスコアを取った上で，実技を学ぶワークショップに参加します．

　ワークショップには各州から集まった外国人薬剤師が参加します．ホテルの会議室でランチを挟んで行われる6時間程度の半日研修で，筋肉内注射と皮下注射の実習を受講します．コーヒーと軽食が用意され，和気あいあいと進行しながら，最終的に受講者同士の腕を利用して2つの投与経路で生理食塩水を注射し合った後に修了証が渡されます．参加者は，ワークショップの前後で赤十字などの所定の機関でCPRなどの基本的な蘇生法や応急処置に関する研修と認定を受け，書類を提出して申請すれば，数日後には注射をすることが可能になります．私が初めて患者に注射をした際は，感慨深いというよりも緊張が勝りましたが，数回経験を積めば単なるルーチンワークにしか感じません．

　また，筋肉内注射によるワクチン接種は，皮下注射と比べて赤み，腫れ，痛みなどの局所反応が少なく，効力も同等か，ワクチンによってはそれ以上だと言われていますが[8]，その技術は，上記のような拍子抜けするほど簡単なプロセスで習得できるのです．注射のテクニックよりも重要なことは，患者や顧客の年齢や過去の接種歴からワクチンの種類，開始時期や間隔も含めた接種計画の立案です．簡単な筋肉内注射によって血を見ることはほとんどありませんが，接種する種類や時期を間違えると致命的な結果を引き起こします．投与経路は注射だけではなく，医行為である注射針を使用した技術は後からでも習得可能です．

薬局の機能拡充が国民の信頼獲得に繋がる

　カナダではレセコン上で高齢者の患者をスクリーニングする薬局もあり，日常のリフィル調剤業務の中でも高齢者やハイリスク患者に接する機会を見つけては，肺炎球菌や帯状疱疹の予防のた

めに積極的なワクチン接種勧奨を行い，処方薬の交付の際に服薬指導とともに注射も行うことも少なくありません．

　また，意欲のある薬剤師は，インフルエンザワクチンや肺炎球菌ワクチンなど，シーズンごとのワクチン接種という業務の範疇を超え，トラベルクリニックと称される海外渡航者のための総合的なワクチン接種業務を薬局で展開しており，国際的な認定薬剤師制度も存在します．顧客の渡航先に応じて必要なワクチンを選択し，過去の接種記録を参照しながら渡航時期と滞在日程から適切な接種タイミングを計算した上で，来局してもらいワクチンを接種します．これに加え，州によっては薬剤師が一部又は全面的に処方箋医薬品の投与を開始する権限を持っており，食中毒や高山病，マラリア対策のための薬を持参させるよう適切な処方を行います．

　日本においても，地域住民への情報提供，教育とワクチン接種計画の立案などは現段階でも可能であり，その機能の拡充は，薬局にとって計り知れないポテンシャルを秘めていると考えています．薬局が行うワクチン接種によって，インフルエンザをはじめ多くの感染症に対するワクチン接種率を上げる効果が期待できます．

　カナダでは，医療機関の混雑を緩和すると同時に，報酬が比較的安価であることが医療全体の中で評価されていることも，薬剤師によるワクチン接種のトレンドを一層後押ししていると考えて間違いありません．国民の88％がワクチンに関する情報源として薬剤師を頼っている同国では，薬局はアクセスのよい医療提供施設であるとともに，ワクチンの接種も薬局の1つの機能であること，さらに国民から厚い信頼を獲得しているという事実は，日本の薬剤師，薬局にとっても大いに参考になるのではないでしょうか．

■文献 ───

1) International Pharmaceutical Federation (FIP) : An overview of current pharmacy impact on immunization, A global report 2016.

2) Alsabbagh MW, Wenger L, Raman-Wilms, *et al.*: Pharmacists as immunizers, their pharmacies and immunization services: A survey of Ontario community pharmacists. *Can Pharm J* (*Ott*) . 2018 Jun 4; 151 (4) : 263-273.

3) Final report of outcomes from the National Consensus Conference for Vaccine-Preventable Diseases in Canada. *Can Commun Dis Rep*. 2008; 34: S2.

4) Pharmacist's Role in Flu Vaccination, Canadian Pharmacists Association. https://www.pharmacists.ca/education-practice-resources/patient-care/influenza-resources/pharmacists-role-in-flu-vaccination/

5) Thidrickson D, Goodyer L: Pharmacy Travel Health Services in Canada: Experience of Early Adopters. *Pharmacy* (*Basel*) . 2019 Jun; 7 (2) : 42.

6) Mossialos E, Courtin E, Naci H, *et al.*: From "retailers" to health care providers: Transforming the role of community pharmacists in chronic disease management. *Health Policy*. 2015 May; 119 (5) : 628-639.

7) 日本小児科学会予防接種・感染症対策委員会：小児に対するワクチンの筋肉内接種法について (2019年改訂版).

8) Petousis-Harris H: Vaccine injection technique and reactogenicity--evidence for practice. *Vaccine*. 2008 Nov 25; 26 (50) : 6299-6304.

悪いのは薬学教育ではなく，
国家試験の在り方

　「薬剤師不要論」という言葉が存在している事実に見られるように，薬剤師業務の価値が軽視され，医療従事者として十分に活躍しているとは言えない現状が続いています[1, 2]．そうした中で，研究者や問題意識の高い業界関係者らは，しばしば薬学教育の課題を含めてこの問題を議論しています[3]．

　他のステークホルダーや地域医療における外部の業界からの評価も大切ですが，薬剤師が自身の職業に対して抱く満足度や，医療従事者としての自己肯定感が高いかと言うと，そうでもなさそうです．2012年と少々古いデータですが，独立行政法人労働政策研究・研修機構が職務の多面的な尺度化を行ったところ，薬剤師は達成感，成長，自律性について他の医療職や薬学研究者と比較して明らかに低く（**表3**）[4]，また外科医，歯科医を加えた同様のデータを分析すると，医療職においては社会的地位に対する満足度も低いことが分かります[4, 5]．

表3　医療従事者の自己肯定感

職業名	達成感	成　長	社会的地位	人間関係	自律性	労働条件
薬学研究者	0.823	1.461	1.691	− 0.096	0.961	1.12
薬剤師	− 0.377	1.005	1.873	0.488	− 0.383	1.879
看護師	0.429	1.338	2	1.433	0.085	0.417
内科医	0.905	1.022	3.019	1.726	1.694	1.613

出典：「労働政策研究報告書 2012」No.146付表1より筆者作成

全面的な改革が求められる薬剤師国家試験

　2018年にカナダから一時帰国した際に，ある薬科大学の学長から「薬科大学は具体的に何を変革すれば良いと思うか」と尋ねられました．その方からは，改革による痛みを伴ってでも根本的に薬学教育を見直したいという切実な思いが伝わってきました．その質問に対して，私は「国家試験をゼロベースで作成し直すこと」を提案しました．

　日本の薬学教育でも「第三者評価が行われており，質の保証が推進されて」おり，「今後，米国外の医学部卒業生に対して行われている米国医師国家試験の受験資格を審査するECFMG（Educational Commission for Foreign Medical Graduates）のような，国際水準の教育評価に対応できる臨床能力を重視した薬学教育の推進が望まれ」ています[6]．しかし，カナダで国外の薬学部卒業生に対して行われている国家試験の受験資格を審査するEvaluation Examinationも，日本の薬科大学を卒業した知識レベルがあれば，訓練により難なく通過できるものです．そのことは，私を含めカナダで勤務する日本の薬科大学を卒業した薬剤師たちが証明しています．

　改革すべきは薬剤師国家試験そのものであり，薬剤師職能が進展した国々ではどのようなデザインの試験に臨んでいるのかを分析するべきではないでしょうか．

　カナダでは国家試験の問題は門外不出であるため，流出させた受験生は，最悪の場合，合格取り消しなどの処分となるとした書面にサインさせられます．このため，過去の試験問題そのものを研究の対象にはできませんが，試験の作成委員らにインタビューすることは有用だと思われます．試験作成に職能団体が深く関わり，教育，試験作成委員会，研究者，薬剤師・薬局業界が一丸となって，将来のビジョンも含め，薬剤師に求められる技術や能力

を問う国家試験を作り上げる姿を実現して欲しいと思います.

　2006年に始まった新薬学教育制度では,「答えのない問題に解を見出していくための批判的, 合理的な思考力」,「社会的責任を担いうる, 倫理的, 社会的能力」,「創造力と構想力」, および「想定外の困難に際して的確な判断をするための基盤となる教養, 知識, 経験」の育成を学士過程の目標としています[6]. これらが単なるスローガンとなっていないか, 実質を伴った議論をするためには, 教育課程の出口に待つ国家試験のデザインを抜本的に見直すことが必要だと考えます.

　6年制全ての薬学部, 薬科大学のカリキュラムは出口に近づく段階で必ず国家試験対策に費やされるのが実態だと聞きます. 合格率70%という難関を突破したのにも関わらず[7], 薬剤師免許取得後に目にする世界で, 若い薬剤師たちは自らの職業に誇りを持てているのでしょうか?

過酷なカナダの薬剤師国家試験

　カナダの薬剤師免許取得の事例を簡単にご紹介します. 現在はCBT方式で行われていますが, 筆記試験はケーススタディに基づく臨床的知識と判断能力を問うものに偏り, 患者の年齢, 疾患, 既往歴と生活習慣, 検査値を基に, 与えられたシナリオで患者に何をアドバイスするか, 医師にどのようなフィードバックをするかを問うような問題が延々と続きます. 主訴を聞き, 検査をオーダーするのか, あるいは現在の症状は服用薬の副作用であり, その結果として医師に相談するのか, 自身の判断で他の治療薬の用量変更を患者に告げるのかなど, 決断を問う問題が大半です.

　これに加えて計算問題や統計学の基礎を問う単純な問題も一部あり, また, 病院のフォーミュラリーに加えるのはどの薬剤が適当かなど, 医療経済学的な視点を問われる問題も出題される点も

面白いところです．この類の問題は箸休めの印象で，即答していかないと肝心の臨床薬学のセクションで考える時間がなくなります．ちなみに薬事関連法規に関する試験は，州ごとに微妙に異なる法や規則を考慮して，別の日程で州単位で行われます．

CBTではセクションごとに答案を提出しながら進み，提出した回答は修正できません．10年前まではマークシート式による各セクション3時間，全体で2日が費やされる試験でしたが，現在はコンピューターの前で1日のみ，4時間半ぶっ続けで行われる方式になっています．その過酷さは新卒者が嘆くほどであり，試験作成委員会のウェブサイトにも記載されています[8]．トイレに行く時間も惜しんで臨まなくてはならないほどの過酷な形式は，一部見直しが必要ではないかとの考えもよぎります．

代々，外国人たち，特にアジア系の移民たちは流出しないはずの過去問を，記憶を持ち寄って試験終了後に再現し，次の世代へと伝承しています．このような行為は国家試験問題の保護とセキュリティに関する誓約書では禁止されていた記憶がありますが，実利的なアジア系移民たちはそれでも民族内のサークルで秘密裡に過去問に関する情報をシェアし，対策を練っているのが実態です．当時，試験に挑戦する日本人が少なかった事情もあり，また，正直を是とする日本人の端くれである私は，こうしたサポートを受けることなく孤独に準備を進めていました．

筆記，面接を問わず試験と名が付くものには強い方でしたが，人生で初めて試験の時間配分に失敗し，2日目の後半4分の1の回答を白紙で提出するはめになりました．それでも合格できたのは奇跡だったと思います．なお，友人でもあるアジア系の薬剤師の名誉のために付け加えると，彼らは勉強熱心で優秀な若者ばかりです．過去問を再現せずとも合格できるのでしょうが，念のための保険ということだと思います．それほどに過酷な試験だとお

考えください.

　当然，試験問題などの会場内のマテリアルは，一切の書き取りや持ち出しが許されません．会場に入退出する際の指紋とIDのチェックも導入されており，受験生の緊張がどれほどのものか想像に難くありません．金属探知機による身体検査も行われますが，隣国とは違って一般に銃の所持が認められていないカナダでは，おそらくデジタルデバイスの持ち込みを徹底して排除し，試験の公正さを保つ姿勢を明確にしているのでしょう.

　実技試験ではOSCEにより薬学的な問題点をロールプレイ中で解決することが課されます．法で規定された服薬指導の基本を踏襲しつつ，限られた時間内で薬物間相互作用などを発見し，解決することが求められます．13のシナリオが用意され，うち2つは他に人がいない部屋で薬の調製や処方箋の記載漏れを指摘するシナリオ（non-interactive stations）で，残りは模擬患者や模擬医師とのコミュニケーションも含めて評価されるシナリオ（interactive stations）です.

　interactive stationsでは，ブザーを合図に受験者が部屋に入ってから20秒後に模擬患者と模擬医師が入室し，受験者の背後に座る試験官の採点を受けながら服薬指導などをプレゼンのように披露します．制限時間終了のブザーが鳴れば退室し，2分以内に次の部屋の前に移動して待機する，というプロセスを繰り返します．副作用を疑わせる患者のコメントを聞き逃したり，検査値の変化に応じた適切な処方提案をせずに，患者に健康被害を与えるような重大なミスをした場合は，その1つの間違いだけで合否を左右しかねない大きなペナルティが与えられると言われています．13個のシナリオを通して小さなミスを少なく保ちつつ，6時間半の試験時間を過ごすという，精神的，肉体的にも厳しい試験でした．事実，ブザーが鳴り部屋から出て来るや否や，自らが犯

した決定的な間違いに気が付いたのか，泣き出した受験生も見かけました．

薬剤師免許が持つ本来の意味

医療従事者に限らず，免許は国家から与えられるもので，人の資質を担保するために機能します．運転免許証も同様で，交通ルールを理解，遵守し，これに則り路上で振る舞うことができる者だけに与えられます．では，運転免許に車両の運転と無関係な知識と技術が求められていたら，もしくは実技試験が存在しなかったら，どうなるでしょうか？ 全ての薬科大学，薬学部では，現在の国家試験の在り方を前提に，これに合格することを至上命題として学生を教育しています．では，この難関を突破した薬剤師の資質は，どのように保証されているのでしょうか？

薬剤師免許を与える行為は，国民が期待する臨床的な知識と決断力を身に付け，医療者として振る舞い，薬の専門家として消費者や患者が信頼して良いとのお墨付きを与えることに等しいはずです．しかし，日本では医療機関や薬局では決して使うことのない基礎研究分野の知識を問う問題を広く含めることを前提に，有識者や研究者を招聘し紛糾の末に導き出された方向性や戦略の見えにくい議論に基づき国家試験がデザインされているように見えてなりません．

カナダでは，薬剤師免許保持者の85％が薬局をはじめとする医療機関で勤務している医療従事者です[9]．教育課程を終え，卒後に即戦力として医療提供施設で勤務し，チーム医療に貢献する準備をするための道程が薬学教育の中核となっており，国家試験は卒業生の質を担保することを目標としています．

日本でも医療機関や薬局で勤務する薬剤師は77％と大きな違いはありません[10]．それにも関わらず，なぜ日本の国家試験は未

だに臨床で使う機会のない知識を問い，実技試験を課さないままに合格者を世に送り出しているのでしょうか？ 創薬や治験，薬事行政に薬系のバックグラウンドを持つ人材を養成する使命があるとはいえ，これらは別途，薬学教育課程に養成コースを設けることで対応できるのではないでしょうか．

　これまでは薬剤師国家試験の策定に当たり，薬剤師からの具体的な行動がなされなかったがゆえに，有識者を募って意見を吸い上げたとして，総花的な選択肢を採用するしかなかったのかもしれません．これからは薬剤師が，薬剤師のあるべき姿，つまり自らが負うべき権限と責任を理念として確立し，その理念を実現するためにはどのような知識と技量を身に付けさせるべきかを宣言しなくてはなりません．大学と行政を説得するに足る材料を揃えるとともに，協働で国家試験を見直す時期だと思います．薬剤師国家試験の変革を経て，試験に合格して世に送り出される免許保持者は，即座に現場で医療者としての期待に応えることができるからです．

┃文献 ──

1) 藤田道男：2025年の薬局・薬剤師-未来を拓く20の提言．じほう，2015年．
2) 猪瀬直樹：「医療・介護産業」のタブーに斬りこむ！ 日本国・不安の研究．PHP研究所，2019年．
3) 伊藤明彦：次世代の薬剤師に求められるもの．薬剤学 2016; 76（4）: 210-213.
4) 労働政策研究報告書 No. 146：職務構造に関する研究−職業の数値解析と職業移動からの検討 (2012).
5) 玉田慎二ら：薬剤師に迫るコペルニクス的"転界"．薬事日報社，2019年．
6) 日本学術会議 薬学委員会チーム 医療における薬剤師の職能とキャリアパス分科会：提言 薬剤師の職能将来像と社会貢献 (2014)).
7) 厚生労働省医薬・生活衛生局：第105回薬剤師国家試験 大学別合格者数．
8) Pharmacist Qualifying Examination, The Pharmacy Examining Board of Canada.
　 https://www.pebc.ca/index.php/ci_id/3147/la_id/1.htm
9) RETHINK PHARMACISTS, Canadian Pharmacists Association.
　 https://rethinkpharmacists.ca/by-the-numbers/
10) 厚生労働省：平成30年 (2018年) 医師・歯科医師・薬剤師統計の概況．

即戦力として活躍する
カナダの新卒薬剤師

　カナダでは，1年に2回実施される国家試験の実技試験の結果が発表される7月になると，新卒の薬剤師が採用を求めて労働市場へと流れ込んできます．私が勤務していた薬局でも，新卒者を採用すればマネージャーとして彼らをトレーニングする機会に恵まれます．

　ここ数年は，薬科大生は病院薬局1ヵ所と市中の薬局・ドラッグストアを3ヵ所，計4ヵ所以上の薬局で実習を受けているそうです．実習ではPreceptors（プリセプター，指導官）と呼ばれる研修担当薬剤師の監督のもと，服薬指導や保険請求の仕組みなどを学び，さらに夏の長期休暇中はアシスタントとして薬局でアルバイトをして過ごす学生が大多数を占めます．このため，卒後に行う研修は基本的に調剤ソフトウェアの取り扱い，アシスタントなど補助職らとの共働の在り方やワークフローの理解についてのみです．

新人薬剤師が切り盛りするカナダの薬局

　カナダの薬局では，現場で1〜2週間，先輩薬剤師に付いて基本的業務を学んだ後は，1人で薬局を任されることが多いのが現実です．私の薬局でも，新卒薬剤師には1週間の見習い期間を設けたのみで，研修期間の終了後は，安心して薬局を任せて帰宅することができ，勤務後に電話がかかってきて質問されることも一切ありませんでした．

研修期間を終えた後も，新人薬剤師とマネージャーである私とで1日2時間ほど一緒に働くようにスケジュールを調整し，お互いに助け合いながらワクチン接種などの医療サービスを提供していました．勤務時間が重複する時間は，新薬の処方傾向，患者の経過観察と服薬指導を通した受診勧奨のタイミング，最新治療薬ガイドラインの変更など，様々なトピックを共有し，私も知らなかった知識を得られるなど，とても有意義な議論ができました．新米とはいえ，既に一人前の免許保持者として頼りになる存在であることを実感できた体験でした．

多少の個人差はあるとしても，BC州のどの薬局でも同じような水準の新人薬剤師たちが，就職から数週間以内に責任を持って薬局の運営に参加しています．これはBC州に限ったことではありません．例えば，2017年の冬にアルバータ州で薬局，薬剤師と研究者を訪ねる視察旅行をお手伝いした際には，アシスタントさえいない薬局で卒後1年目の薬剤師が全ての業務を切り盛りしていました．

疼痛管理専門の診療所に隣接した小さな薬局で，快く対応してくれたこの若い薬剤師は，拡大していく職能を心から楽しんでいるようでした．薬局で提供する医療サービスの1つとして，溶連菌の簡易検査キットを使用し，陽性の結果が出た患者に自らの判断でペニシリン系抗生物質を処方し，2日後に電話で経過を確認する業務の説明を受けると，日本の薬局では考えられないような高度な医療サービスを提供する様子を目の当たりにした日本のゲスト一同は，この薬剤師が卒後1年目であることに驚嘆していました．

前項で薬剤師国家試験の変化が必要だと訴えましたが，社会の期待の高まり，薬剤師の職能拡大，国家試験のデザイン見直しと大学のカリキュラムの変化は全て連動して起こるはずです．どれ

か1つだけに手を付けようとしても他の部分に綻びが出ることは必至である以上,これら全てを含めたサイクルが回り始めるよう,行動を急ぐべきだと思います.

日本の薬局の未来
―その形態と規模―

　処方箋調剤を医療機関の外で経営的に独立した薬剤師が行う仕組み，いわゆる医薬分業は1974年から始まったと言われています[1]．医師の処方箋料に手厚い点数を配分し，院内で薬を渡すことが普通だった患者の動線を院外処方箋発行へと大きく誘導した政策が進められ，1992年には薬価の算定方式を変更して薬価差が圧縮されました[2]．この後，医科に多剤投薬に対する減額算定と処方箋料の増額などの政策誘導により，医薬分業が一気に進められました[1,2]．

　この間，多くの保険薬局は病院や診療所の敷地に近い立地で急速に増え続け，2017年度末には，その数は5万9000を超えました[3]．また，監督官庁が違うためか同列に論じられることが少ないドラッグストアですが，日本チェーンドラッグストア協会のウェブサイトによれば2019年6月時点で総店舗数は2万を超えています．

日本の薬局，ドラッグストア数はカナダの2倍以上

　カナダでは，処方箋調剤を行わないドラッグストアは存在しません．営業時間中の薬剤師の常駐が義務付けられているか否かはさておき，保険薬局とドラッグストアという2つの業態は薬というキーワードで繋がっており，同じ文脈で議論して然るべきです．

　国連の発表する日本の人口と厚生労働省の公表する薬局数を使用して算出すると，2017年時点における日本の人口10万人あた

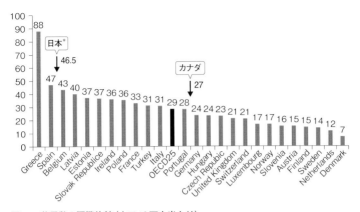

図14 薬局数の国際比較（人口10万人当たり）
＊調剤併設型のドラッグストアを含め，医療用医薬品を取り扱わない形態を除く．

出典：OECD Health at a Glance Pharmacists and pharmacies

りの薬局数は約47となります．ここにドラッグストアを加えると，約60となる一方で，同様の方法でカナダの人口およびカナダ薬剤師会の公表する大型店舗，いわゆるドラッグストアも含めた薬局の数を使用した試算では，カナダの人口10万人あたりの薬局数は27となります（**図14**）．

　日本のドラッグストアは，首都圏の小型店舗か郊外の大型店舗かに関わらず，周辺住民の生活に密着し，利便性を大いに提供しています．その誕生と店舗数拡大の経緯はともかく，多くのドラッグストアが処方箋調剤を行わないことに問題を感じる人は少ないかもしれません．一方，保険調剤に集中してきた保険薬局が，ドラッグストアほどの存在感を地域住民に感じてもらえているのか私は疑問に思っています．

　ドラッグストアが保険調剤へと経営戦略の舵を大きく切る時代が来るとしたら，存続をかけた競争に勝てるのか，今後，特に地方での店舗展開の戦略を真剣に検証する時期ではないでしょうか．ワンストップで日用品の買い物を済ませられる物販の集客力

と大型の駐車スペースのアドバンテージで，周辺の医療機関からの処方箋調剤を一手に担う時代も見えています．逆に保険薬局は，小規模の店舗には在庫商品数に限りがあるため，より地域住民の医療サービスのニーズに合った医療提供施設ならではの医薬品，衛生材料の販売と薬剤師による健康相談窓口としての機能を十分に活かすことが必要です．これに成功すれば，都心部の小規模なドラッグストアから客足が遠のく未来もあり得ると思います．

　カナダではまさにそうした棲み分けが進み，人口が10万人を超える都市圏では，ダウンタウンと呼ばれる市街地の中心に小さな小売店が集まり，その中で診療所と小さめの薬局が共存しています．薬局には，スナック菓子も含め可能な限りの品揃えに努めているとはいえ，やはりOTCやビタミンなど，より医療の核心に近い商品が多く棚に並びます．

　一方で，ダウンタウンから同心円状に郊外に向かうと，住宅同士の距離が大きくなる辺りで，周辺住民の消費ニーズを満たすためのショッピングモールが点在しています．そこでは巨大な駐車スペースを確保した敷地にスーパーマーケット，映画館や大型小売店，Walk-in clinics（予約のいらない家庭医たちの診療所）とともに，ドラッグストア型の薬局が店舗を構えていることが一般的です．こうした店舗では，雑貨，化粧品，生鮮品以外のあらゆる食品やトイレットペーパーなどが主力商品となり，店舗の最奥には必ず調剤室が備えられています．そして，モール内で買い物をしながらリフィル調剤を済ませる顧客や患者が，調剤室のスタッフに話しかけています．こうしたモール内のスーパーマーケットにも薬局があるのが基本です．つまり郊外では，ドラッグストア型薬局のライバルは，スーパーマーケットの一部門として営業している薬局だと考えられます．

　保険薬局とドラッグストアを合算した店舗数を比較すれば，日

本の店舗数はカナダの2倍以上になります．医療制度の異なる2つの国を単純に比較して，薬局の数が相対的に多過ぎるか否かを議論するのは難しいところですが，日本においては，地域の調剤併設型ドラッグストアも都市部の保険薬局も，本来の医療提供施設としての認知度はまだまだ低いのが現状でしょう．一方で，カナダで営業する大規模なドラッグストアも小規模な個人薬局も，等しくこれら1万の店舗は，全て周辺住民など利用者の健康を積極的にサポートしており，地域における医療提供施設として認知されています．この違いはどこから生まれるのでしょうか？最も大きな要因はカナダの薬剤師は広い職能を発揮し，様々な医療サービスを提供しているからです．

カナダの薬局，ドラッグストア事情

日本では，薬局の数が5万9000を超えて，文字通りコンビニより多くなりました．薬剤師が対人業務を中心に行う薬局がまだ少ない現状とドラッグストアでも多くのOTCを購入できる実態を鑑みると，カナダの例を参考に検討すれば，薬局はここまでの数を維持する必要がないのではと行政が考え始めても不思議はありません．

少なくとも処方箋の集中率を下げる努力を怠る薬局と軽医療の担当から目を背ける薬局は徐々に姿を消し，都市部では集約化が進む一方で，地方ではドラッグストアとの連携を模索しつつ，日本の薬局数は減少へと転じる時期が近いと私は考えます．現在も全国で静かにM&Aが進んでいるようですが，薬局数が減少に転じた後に，薬局の形態はどのようなものに落ち着くのでしょうか．

カナダの薬局は，店舗の形態と経営母体のタイプによる分類に従って，チェーン（Chain pharmacies），フランチャイズに近い形態のバナー（Banner pharmacies），スーパーマーケット（Supermarkets and big-box stores) など大型小売店の一部門としての薬局，そして家族経営で小規模展開のいわゆる個店（independent）の4種に大別されます．2013年時点では，チェーンとバナーが64%，スーパーマーケット系が18%を占めていました[4]．2016年の報道によると，このうちチェーンの店舗数は約3000と言われており[5]，カナダ全体の薬局，ドラッグストア1万店舗の約30%を占めています．13年のデータと併せて考えると，バナーも30%程度と推測することができます．スーパーマーケット系の割合は18%であることから，残る個店，すなわち大手資本の影響を全く受けていない薬局は少数派だと言えます．

　バナーは，コンビニのように医薬品と生活雑貨の仕入れを共有するフランチャイズグループです．各加盟店は店舗のオーナーとして加盟料を支払いますが，プライベートブランドのジェネリックOTCを並べること以外は品揃えや棚割に関して本社からの統率はなく，各店舗の自主性に任せられています．これは薬剤師の業務についても同じで，各店舗の自由度が非常に高く，本社の薬局運営本部が作成したオペレーションマニュアルに従って薬局を運営するという感覚はほとんどないため，オーナーらには好評なようです．つまり，バナーはオーナーの意向が十分に反映される個店と同様の経営方式となっており，これらを合計すると，カナダで地域密着のオーナーが経営する小規模な薬局の割合は50%近い計算になります[4,6]．

　別の調査からアメリカの薬局の店舗形態と経営母体による内訳を眺めると，個店とバナーを合算しており，このことが裏付けられています．チェーンが36.3%，スーパーマーケットが27.3%を占め，残りの36.4%が個店とバナーとなっており[6,7]，カナダよりも若干薬剤師オーナーらが経営する小規模な薬局の割合が少ないことが特徴です．

日本では生活のインフラ感覚でコンビニが最も身近な小売店として重宝されていることに呼応するように，カナダの薬局は街のコンビニ感覚で利用されています．雑誌や宝くじ，バスの回数券やスナックを販売し，コピー機を備えるほか，薬局内に郵便局を構える店舗も多くあります．これらの業態に，健康食品，OTCの相談，処方箋の取り扱いをしている姿を想像すれば，カナダの薬局の実態をお分かりいただけるでしょう．

　日本の薬局も，門前をはじめとする立地から地域へと店舗展開の戦略を考慮し直さなければいけない時期です．カナダの薬局のように，処方箋を持たずに訪れる地域住民への生活雑貨の販売から慢性疾患の処方薬に関する相談までを請け負う，街の総合的なサポート機能を求められているのかもしれません．既存の店舗の外観から見直し，コンビニなどの異業種へと目を向けつつも，最も身近な医療提供施設としての認知度を高めることができない薬局は，静かに街から消えていく運命にあるのかもしれません．

▌文献 ───

1) 日本医師会総合政策研究機構：医薬分業，後発医薬品使用促進の現状と薬局および後発医薬品メーカーの経営．日医総研ワーキングペーパー No.268，2012年10月25日．
2) 玉田慎二ら：薬剤師に迫るコペルニクス的"転界"．薬事日報社，2019年．
3) 厚生労働省：厚生統計要覧（平成30年度）第2編 保健衛生 第4章 薬事．
4) PHARMACEUTICAL TRENDS, Retail Pharmacies by Outlet Type, Canada, 2013-2019, IQVIA.
5) The Globe and Mail : Rexall takeover shakes up Canada's drugstore industry（March 2, 2016）.
6) Zaheer-Ud-Din Babar ed.: Encyclopedia of Pharmacy Practice and Clinical Pharmacy. Academic Press, pp. 215-236, 2019.
7) NCPA 2016 DIGEST: National Community Pharmacists Association.

敷地内薬局の議論は誰のため？

　日本では，地域の基幹病院の敷地内に保険薬局を誘致する，いわゆる敷地内薬局の動きが全国的に広がりを見せていますが，規制緩和後の現在でもその是非が議論の対象として熱を帯びています．医療機関と薬局の構造上の独立性が，医師と薬剤師という2つの職種の独立性と相補性を保つためには不可欠という発想は本当に妥当なのでしょうか？

　カナダでは，州によって規制が少しずつ異なりますが，鍵のかかっていないドアで繋がっているなど，薬局と診療所が構造的に完全に分離していない形式で開業している場合もあり得ます．また，カナダにも敷地内薬局は存在しており，BC州ビクトリアにも地域最大の公立病院であるロイヤルジュビリー病院の敷地内に薬局がありますが，地域の医療，介護事業者との間に軋轢が生まれることはありません．

　この病院の敷地内にある薬局は公営であり，実質的に病院と同一の主体が所有，運営しています．基本的にこうした敷地内薬局は病院のスタッフが利用しており，勤務時間前後に病院外から処方箋を持ち込み，敷地外の薬局と何ら違いのないサービスが提供されています．

　そもそもカナダでは病院は重症度や緊急性の高い入院患者の治療に専念しており，救急治療室以外に外来患者が受診することはありません．つまり，急性期疾患や病態変化に対応する救急外来からの処方箋，そして退院時処方箋以外の外来処方箋が発行され

る仕組み自体がないため，日本のように病院の門前に薬局が軒を連ねている現象は皆無です．

立地ではなく，薬局の存在意義をアピールすることが重要

　日本の敷地内薬局の中には，患者の利便性向上を追求するだけでなく，退院患者について院内薬局とのシームレスな連携を実現している店舗もあるようです．例えば，高度薬学管理などで院内薬局としっかりと連携することで，抗がん剤や免疫抑制剤など高度な知識と技術が必要とされる処方を院外発行に移行できた病院では，薬剤師が病棟業務に集中できるメリットも大きいと聞きます．また，病院のスタッフが敷地内薬局に立ち寄って，外来患者に関する情報を交換できるメリットもあるのではないでしょうか．

　医業と薬業が経営分離し構造上の独立を実現したことは，期待されていた医薬分業の意義にとっては単なる必要条件に過ぎません．本来，薬剤師と薬局に求められていたものは，本質的には薬物療法に関する治療学的な観点，費用対効果の視点からの監査機能だと私は考えます．敷地内薬局の存在が，周辺の同業者にとっては経営上の脅威になるという懸念は理解できますが，業界全体として立地を優先して店舗を展開してきたにも関わらず，規制緩和の結果，1つの形態として登場した敷地内薬局に対して，立地のみを論点として批判することは建設的とは思えません．

　薬局が立地に関係なく，どのように国民の役に立っているのかという業界外からの疑問に対して，納得に足る答えを提示するためには，敷地内外の全ての薬局が一枚岩となり，薬局と薬剤師の存在意義を国民にアピールすることが必須だと思います．

薬歴をSOAP形式で書くことの意味

　私が日本の薬局で薬剤師として働き始めた直後から，大きな違和感を覚えながらも明確な分析や問題提起ができずに苦しんでいたものの中に，薬歴の記載がありました．特に質の高く充実した薬歴記載を促すためと銘打ち，いわゆるSOAP形式など一定のフォーマットによる作成を支援する電子薬歴ソフトウェアの機能やハウツー本を見るにつれ，自分の中で混乱が膨らんでいったことを思い出します．

　こうしたフォーマットにはSOAP，FARMやDDAPなどがありますが，いずれも，各アルファベットが端的に薬剤師の思考の枠組みを表し，情報を的確に集めながら，患者が抱える問題点を抽出し，スムーズに薬学的な判断をしてプランを作成すると説きます．

　一方で，投薬カウンターでは「どうされましたか？」のような曖昧でオープンな質問を投げかけて問題点を洗い出そうとしても，患者はなかなか自身が抱える問題点をこちらに返してはくれず，急いでいる患者からは煙たがられて寂しい思いをすることも多いのではないでしょうか？　さらに，行政が期待する薬歴の記載事項はシンプルでありながら多岐にわたり，SOAP形式で問答を記入しただけでは足りず，これら既定の項目への情報入力と確認作業が加わることで，薬歴の記載は業務として薬剤師に重く圧しかかります．

SOAPは臨床判断を記録するために用いるもの

　率直に言えば，これらのフォーマットは薬歴の記載のために存在しているわけではありません．この誤解は，"Documentation（直訳では文書作成，記録の意味）"のためにSOAPを使うアメリカの事例を参考にした過程で生じたと推測しますが，導入時からその意義を根本的に誤解して日本へと取り込もうとした結果と思われます．

　北米諸国とは制度が異なる日本には，薬局における"Documentation"に相当する訳語はありません．少し長くなりますが，ここでは仮に，薬剤師による「臨床判断記録」としておきます．ただし，これは薬歴ではありません．アメリカやカナダでは，SOAPなどの方法論は薬剤師による臨床判断記録のために使用しますが，これは日本の薬局における日常的な処方箋調剤，および服薬指導後に薬歴を書く作業とは全く性質が異なります．その文字が示す通り，SOAPは薬剤師による臨床判断と具体的な薬学的介入を記録する過程を指しています．例えば，カナダで人口が集中する主要な州では，薬剤師が医師の了解を得ることなく，処方を何らかの形で修正することが日常茶飯事です．用法や用量を変更し，薬学的な見地からこれらを微調整することで医師の負担を減らし，かつ患者の利便性の向上と医療費の削減に貢献しています．これらを本項では狭義での薬学的介入とします．

　当然ながら，こうした薬学的介入を行う場面では，薬剤師がその思考の過程と最終的な決断に対して説明責任を持ちます．そして，この目的のためにこそSOAPをはじめとするツールを活用し，漏れのない記録を残すことが促されるのです．具体的に言うと，処方を修正し，用法や投与日数を変更する場合や，熱帯地方に旅行に出かける患者に複数のワクチンを処方し，接種する場合

など，専門家としての判断理由，収集した情報，参照した文献の名前や患者とのやり取りの過程，さらに処置後に求められるフォローアップなどを記録し，外部からの評価，例えば同僚をはじめとした他の医療従事者たちへの説明，行政指導への対応，そして最悪の場合，患者の死亡など有害事象発生時の訴訟に備えるために，これらのツールが用いられています．

何のために薬歴を記載するのか

　一方，北米でも日本でも，服薬指導は薬剤師の基本的な業務の1つですが，患者への聞き取り後，薬を調剤し，その薬剤について情報を提供する過程は薬学的な介入ではありません．つまり，臨床判断記録を残す必要はないのです．実際にカナダでは，通常の調剤とそれに続く服薬指導に際して薬歴を記載するという業務は存在しません．行政と国家試験が規定するルールに沿って服薬指導をすることが義務であり，その義務を果たした薬剤師は日々の調剤に関して何も記載する必要はなく，調剤の詳細と保険請求の記録がソフトウェアに蓄積するだけです．

　服薬指導を通して収集した情報を記録し，サービスの向上や次回の来局時の対応に活かすことに意義があることは間違いありません．カナダのレセコンにも患者ごとのプロフィール画面に患者情報の体重，検査値などの項目や備考欄があり，また，薬剤ごとに申し送り事項を記載することができますが，実際にこれらを記載する機会はほとんどありません．

　どうしても記録する必要がある情報と，次回の来局に際して申し送る必要がある重要な事項以外は薬歴を書かなくてもよいとルールが変更されたと想像してください．来局する患者のうち，絶対に薬歴を記載する必要がある患者は何割くらいになるのでしょうか？

SOAP形式で自身の臨床的な判断と処置を記録する状況，つまり薬剤師が本来の薬学的介入を積極的に行える環境整備を目指し始めたとき，逆に薬歴を記載する義務がなくなる日が訪れるのかもしれません．

　患者や地域住民は，薬剤師が薬歴を記載することを評価しているのでしょうか？　薬剤師に薬歴を書いてもらうことが，自分たちの利益に繋がっていると信じる国民はどれほどいるのでしょうか？　何のために，誰のために薬歴を書いているのか．薬剤師の中で真剣な議論が広がることを願います．

新型コロナウイルス感染症の課題
—高齢者を守るための議論が最優先—

　新型コロナウイルス感染症が発生する以前の生活に戻るには，まだまだ歳月を要するようです．重篤化した患者に対応しながら，通常の医療を成立させることが医療を預かる全ての人々の使命ですが，それは苦渋の決断の連続です．カナダでは，感染症とは無関係の手術を待っていた患者が疾患そのものを原因として死亡するケースが増え始めており，予断を許さない状況にあります．

　2020年4月28日，オンタリオ州政府は新型コロナウイルスへの対応のために35人の患者が心臓外科手術を延期され，手術を待つ間に亡くなった可能性があると発表しました．一方で，感染症の治療と対策によって数千人の命を救ってきたと説明しながらも，政府担当者は悔しい思いを抱えていたのではないでしょうか．言うまでもなく，このような状況は手術室を救急救命に利用しているために生じており，待てる手術は全て延期する措置がオンタリオ州，BC州など主要な州で取られています．待てるとは言ってもあくまで確率論での話であり，手術の延期によって一定のケースは残念な結果を迎えることは想像に難くありません．

カナダの高齢社会を襲った新型コロナウイルス

　上記のように，カナダの医療は崩壊まではしていないものの，全ての命を救えない状況が明らかになる中で，本質的な課題は別にあることも判明しています．すなわち，感染症の拡大から高齢者を守ることができなくなっている社会の姿です．

4月29日時点の政府発表と報道を見る限りでは，カナダにおける新型コロナウイルス感染症罹患者の死亡率は5.5％でした．4月9日時点の2.2％から大きく伸びており，その原因として高齢者住宅，特に介護施設における感染拡大が大きく影響していると言われています．これまでのところ，カナダ全体の死者のうち95％を60歳以上が占めており，中国・武漢のアウトブレイク時に描写されたように，高齢者と基礎疾患を有する患者を死に至らしめる病であるとの姿そのままに，リスクが高い家族を抱える国民を震え上がらせています．同時に発表された統計では，カナダ全体で亡くなった方の79％が高齢者住宅の住民であるという衝撃の数字が明らかにされました．

　一方で，カナダには入院患者を受け入れるベッド数が国民1人当たりで日本の約5分の1しかないこともあり，万全の感染症対策が功を奏したのか，院内感染の拡大は聞こえてきません．また，日本ではあまり知られていないようですが，国民の意識改革と行動変容および都市のロックダウンなどの緩い私権制限を行うことでこのウイルスとの戦いに善戦しています．それにも関わらず，この見えない敵はカナダの医療システム，さらには社会構造の最も脆弱な部分を襲ったようです．

　カナダにおける高齢者住居での感染拡大と死者数の増加は，このウイルスの感染力の高さ，ワクチンの不在が原因であることは言うまでもありません．毎年，多くの国民がワクチンを接種するインフルエンザでは，これほどの勢いで死者数が跳ね上がることはありません．先述の政府発表などから明らかになったのは，介護職のスタッフが複数の施設に出入りしていたこと，マスクなどの適切なPPE（個人防護具）が優先的に供給されない事態の中でスタッフが施設内で介護，看護を行わざるを得なかったことです．

　また，病欠に対する給与や雇用の保証が十分でなく，軽症のス

タッフらが体調不良であるにも関わらず出勤したため，施設利用者に感染をもたらし，さらに認知症のため自覚症状を訴えることができない利用者を起点に感染が野火のように広がったと言われています．振り返れば，介護スタッフなどに対するPCR法など検査の優先的実施，PPEの優先供給と感染防止プロトコルの徹底，欠勤への補償など，シンプルな政策を実施することで多くの人々を救うことができたかもしれませんが，失った命は戻ってはきません．

　医療システムや社会構造が異なるものの，カナダの例は，世界で最も高齢化が進んだ国として，日本でも高齢者の命を守るための施策を優先的に議論すべきであることを示唆しています．日本の薬局は，医薬品などの供給や情報提供などにおいて中心的な役割を果たせたのでしょうか？ 歴史は刻まれていきます．

仮薬剤師免許発行による
新型コロナウイルスとの対決

　カナダで薬剤師免許を付与する職能団体であるBC州カレッジは，WHOによる新型コロナウイルスのパンデミック宣言と，これに続くBC州の公衆衛生上の緊急事態宣言に先立ち，随時，薬剤師たちにこの未知のウイルス性疾患に関する最新の情報を提供し，医療者としての行動規範を示してきました．

　州政府の公衆衛生行政の事務方トップと大臣が声明を発表し，以下のように，様々なメディアを通して一次医療に関する明確なメッセージが国民に伝えられました．

- 健康に関する不安は薬局に相談する
- 医薬品の買いだめをしない
- 不要不急の受診を避け，医師を必要な医療行為へと解放する
- 変更が不要な慢性疾患治療薬が必要であれば薬局に連絡する
- ウイルス性肺炎の症状が疑われたり，自己隔離している期間中は薬局に行かずに電話連絡し，医薬品を配達してもらうよう頼む

カレッジが主導する薬局の感染症対策

　これを受け，薬事関連法規の内規，細則を司るカレッジは，まず精神刺激薬であるメチルフェニデートに代表されるような依存性が懸念される薬剤について，調剤やリフィルの取り扱いに設けられていた規制を危機対応の一環として暫定的に緩和しました．従来，精神刺激薬のリフィルについては薬局間で移動することができませんでしたが，これが一時的に解除され，薬剤師同士の同

意があれば2つの薬局間で移動できるようになりました．例えば，クラスターが確認された薬局でリフィル調剤ができない場合，近隣の薬局で調剤できるようにすることで治療上必要な薬剤へのアクセスが悪化することを防ぎ，治療が中断しないように配慮したものと言えます．

パンデミック以前から認められていた薬剤師による緊急時処方や処方日数延長については，対象となる薬剤を拡大し，前述の精神刺激薬，麻薬性鎮痛薬や向精神薬も含めた全ての慢性疾患治療のための処方薬を対象としました．これにより，同じ内容での治療継続が妥当と薬剤師が判断すれば受診を勧奨せず，薬局で継続的なケアができる態勢を整えました．薬剤師とテクニシャンには，改めてルールを列挙しながら，随時これらに加えた変更点や予想される具体的なシナリオや対処法などを伝え，裁量の範囲について大まかなアイデアを与えつつ，緊急時にはプロとしての判断を十分に行使するよう促しています．

また，薬局への不要不急の来店を減らすために，電話による相談や医薬品の配達サービスについて説明した地域住民向けの啓発ポスターを配布するなど，薬局のクラスター化を防ぐための基本的な感染症対策をカレッジが主導しています．

さらに同年4月1日には，事態への対応と医療を支えるための一環として，仮薬剤師免許を発行し，現場で薬学的判断をする人材を一時的に増やすと発表したのです．実感として前線から一時的に退いた薬剤師が多くいる印象はありませんが，例えば介護が必要な両親がいるスタッフが出勤を控えたいと考える事態も予想されます．

声明によれば，パンデミックにより現場で要する薬剤師とテクニシャンのマンパワー不足を補うことを目的として，規定を満たし志願した薬学生にも仮薬剤師免許を認めるそうです．申請でき

るのは卒業間近の薬学生，卒後でもインターン期間や国家試験の一部などプロセスの全てを終えていない者や，逆に引退して現場を離れた元薬剤師らなどです．

　条件が揃えば通常の薬剤師が持つ権限のほぼ全てを行使することができます．その権限には注射による予防接種も含まれており，ウイルスとの戦いに立ち向かう姿勢を職能団体として鮮明にしています．世界中がかつて経験したことがないような未曾有の災禍の中，薬剤師の職域も否応のない変化を促されていると強く感じます．カナダでは，これまで以上に薬剤師が国民の公衆衛生と健康の増進に重い責任を背負う展開になりそうです．

改めて処方箋形式について
考える

　2020年2月28日に厚生労働省より発出された「新型コロナウイルス感染症に係る診療報酬上の臨時的な取扱いについて（その2）」により，慢性疾患の定期受診患者に対しては，原本を後日受け取ることを前提として，FAXされた処方箋を受け取った薬局が薬を交付することが可能になりました．また，同年4月からは特例措置として，一定の条件の下で初診からインターネットや電話を利用したオンライン診療が可能となり，薬局においてもオンライン服薬指導およびFAX等で送付された処方箋内容に従った調剤が認められています．

　その恒久化についても検討が進められており，新型コロナウイルスへの対応を否が応でも迫られる医療の現場では，非常時や危機対応のために，これまで疑問を差し挟まなかったようなルールが改めて見直される機会を迎えています．生命さえ脅かす感染症とはいえ，危機を乗り越えた後の社会のため貴重な経験や知見を蓄積していくことに躊躇する必要はありません．

多様な様式のカナダの処方箋

　本項では，改めて処方箋様式について考えてみたいと思います．カナダの場合，処方箋様式は紙に限りません．FAXや口頭，さらに州によっては電子処方箋も存在します．リフィルのように長期処方された薬に対する処方箋はデータとして薬局に保存されており，これに基づいて調剤されます．新規に開始される薬剤も記

載事項を満たしていれば，医師と薬剤師の間で紙を媒体とする必要はなく，処方医からFAXされた処方箋を薬局で印刷したものが原本として取り扱われます．FAXを受信した薬局は，送信元のFAX番号が処方医からのものであることを確認する義務があり，処方医と薬剤師の双方が処方箋の複製による不正な薬剤交付が起きないように責任を分担しています．

　同様に，麻薬性鎮痛薬など一部を除き，電話や口頭による処方も認められています．この場合は，新規に薬剤が処方開始される状況であれば薬剤師が，それ以外（例えば変更なしのいわゆるDO処方）であればテクニシャンが電話で応対します．薬剤師，テクニシャンらは医師から口頭で処方箋に必須の記載事項を聞き出しつつ，紙に情報を書き写し，医師との会話から得た追加情報や備考も加えて自らのサインを記入すれば，この紙が処方箋原本として取り扱われます（殴り書きした後に清書することも可能です）．

依然として紙を原則とする日本の処方箋

　一方，日本では紙の処方箋原本と薬剤交付の交換原則は健在で，病院やクリニックの窓口，患者や家族からのFAX，および写真付きショートメッセージなど電子的媒体の受信により調剤準備は可能なものの，薬の払い出し時点で原本を確保する制約から免れることはできませんでした．こうした日本の薬局業界で慣習として当然とされる枠組みから離れ，カナダのような環境で医療現場を経験すると，この原理原則に合理的な理由を見つけることは困難です．

　今回の新型コロナウイルスでも，感染疑いのある無症候の自宅待機者が医療を受ける際，電話やオンライン診療による問診後に，医師がFAXや口頭で薬局に薬をオーダーし，薬局は患者の自宅に配達をした上で服用前までに服薬指導をすると想像すれば，一

連の過程に紙という媒体を経る必然性は特にありません．処方する医師が診断などの医療行為の記録を残し，薬を交付する薬剤師が調剤，服薬指導などの薬学的判断や根拠を記録すれば事足りるからです．今回，日本で処方箋の原本を薬局が薬剤交付後に郵送などで確保する方法が臨時的に認められたことも，背景にあるのは同じ論理ではないでしょうか？

　同様に，緊急避妊薬についても「オンライン診療の適切な実施に関する指針の見直しに関する検討会」で紆余曲折の末に初診対面診療の例外となりましたが，紙の処方箋が薬局で確保できなければ肝心の薬剤交付はできません．性犯罪や避妊の失敗などから72時間以内というタイムリミットがある中で，遠方の専門医や信頼する医師へオンラインで受診したものの，処方箋がクリニックから郵送で自宅に届くのを待ち続ける状況は悪い冗談にさえ思えます．せめてFAXの受信をもって調剤可能とし，原本を後日届けることで薬局とクリニックが責任を分担する仕組みを急いで整備すべきではないでしょうか．

　処方と調剤の間を繋ぐ媒体が何であるべきなのかを議論する前に，これらの例からは，各ステークホルダーが自らの社会的使命や職業倫理に鑑み，合理的な仕組を整備して国民の利益に貢献する余地がまだあったのだと思わされます．パンデミックで揺れる日本の医療で交わされる議論は，明日の医療体制への知見を提供する場でもあるのです．

薬学教育にみる
薬局・
薬剤師の課題

対談 3 若子直也 × 益山光一 氏 東京薬科大学薬学部教授

処方箋に関するルールの問題 ———

若子 最初に薬剤師を取り巻くルールの問題からお伺いします．処方箋には1日1回，朝食前後，何日間などの用法が書かれていますが，日本の薬剤師は用法を決めることができません．また，医師から聞かれない限りは，剤形を決める権限もほぼないといって過言ではありません．カナダで薬剤師として働いた経験から言うと，日本では薬剤師は治療薬について十分に理解していないと見なされているように思えます．

益山 おっしゃる通りだと思います．その理由については，いろいろなご意見があると思いますが，歴史的な背景として，日本では，海外に追いつくことを目標に医薬分業が進められてきました．その悲しい結果として，医師の処方通りに薬を出しさえすれば，薬局経営に困らないという状況が生まれてしまったのです．さらに，薬剤師が医師の処方に意見することを良しとしない主従関係のようなものも発生してしまいました．明治・大正の頃に薬剤師が医薬分業を実現しようとした当時は薬剤師の数も少なく，彼らは気概に溢れていて，それこそ命を懸けて闘ってきました．ですが，医師が処方箋を外に出さなかったため結局立ち行かなくなり，薬剤師として責任を持って自分たちの仕事をやっていこうと思う人は生き延びることが難しかった歴史観もあるような気がします．

　一方で，海外の薬剤師は薬のプロフェッショナルとして，薬のことは全面的に任せてもらって大丈夫という考えです．医師も診断と処方は行うものの，薬に関する細かな部分は薬剤師に任せるという考え方が定着しています．つまり，海外では医薬分業の理念が医師と薬剤師の間で共有されているのです．例えば，同種同効薬でも，保険適用される薬剤と，

そうでない薬剤の情報について，薬剤師が医師と協議するわけです．おそらくカナダや海外の医師からは，自分の処方通りに調剤すべきだとか，薬剤師が患者に提供した情報に対してクレームは来ないのではないでしょうか．日本では，そのようなボタンの掛け違いがずっと続いている気がします．

若子 薬剤師が用法を決定するに足るだけのエビデンスというか，理路整然と説明できる材料がまだまだ不足しているということなのでしょうか．

益山 ご指摘の通りだと思います．現状分析とそのために必要なデータの収集，それによって何を証明するのかということを薬剤師が十分に理解していないのだと思います．

若子 日本では処方箋の有効期限が4日というルールがあります．また，コロナ禍の臨時措置としてFAX処方箋による薬剤交付が可能にはなりましたが，処方箋の原本と薬剤を交換する原理原則も依然として変わっていません．受診間隔についても，例えば医師が処方箋に14日分と記載すると，14日以内に再度受診しなければ，薬剤がなくなります．やはり，受診間隔を医師が決めるという前時代的な仕組みを改革の対象としなければいけないと思います．まずは90日分とか180日分のリフィルに相当するような処方箋を発行して，その間に医師に受診するタイミングは患者と薬剤師が決めるなどの方策も検討してくべきではないでしょうか．

益山 処方箋の有効期限がなぜ4日なのかという点については，「風邪が治っていたら風邪薬を処方するのは変だろう」といった極論を言われるわけです．例えば，老人が病院を受診したものの，調子が悪くなり薬局で薬を受け取らずに家に帰ったとします．調子が良くなった4日後に薬局に薬を貰いに行くと，当然，「4日過ぎているから病院でもう一度処方箋を貰ってきてください」という感じで，健康保険上はこのような対応が厳密に言うと求められるのかもしれません．しかし，それは本当に患者のことを考えていると言えるのでしょうか．高血圧や糖尿病のように決められた慢性疾患に対する薬であれば，例えば処方箋の有効期限が1日や2日ずれた場合に患者さんにもう一度病院で処方箋を貰ってきてもらうのか，それとも薬剤師が疑義照会した上で薬を渡したほうがよいのかなど，それらに費やされる労力や時間，負担について具体的な結果を積

み上げていけば，不要な業務についてのエビデンスは出てくるはずです．

若子　処方箋の用法や有効期限の問題を含め，薬剤師をいかに役立てるのかという議論を行政が主導して進めて欲しいですね．そのためには，薬剤師自身も汗をかかなくてはいけないと思います．

薬科大学の現状と課題 ───

若子　薬科大学・薬学部の現状についてはいかがでしょうか．

益山　大きな変革期を迎えていると思います．大学でも薬剤師の職能や在り方について様々な仮説を立てて，調査すると良いなと感じるテーマは山のようにあります．そのような薬剤師職能の成果等に関する調査研究に関する論文が，カナダの薬剤師会では積極的に出てきていますよね．当然，大学でも熱心に調査研究され，論文化されています．日本でも全国に77校ある薬科大学・薬学部で，そのような論文を書ける教室や研究室を各大学に2〜3設置するだけでも相当数の論文が集まると思います．その結果，多くのエビデンスも出てくるでしょう．

若子　多くのエビデンスが得られれば，行政に対して説明もしやすくなりますね．大学で教鞭をとられる前に，厚生労働省でご活躍された経験からは，どのようにお考えでしょうか？

益山　ただ，一定のエビデンスが出たとしても，行政はすぐには動きづらいのです．例えば，時速40キロで車を運転すると事故率が急激に低下すると言われると，確かにそうかもしれませんが，全員40キロ以下で運転すると多くの弊害を生むという可能性も検討しなくてはなりません．そのように行政が法改正に動こうとする時は，相当なパワーが必要になります．行政だけではなく，アカデミアや職能団体を含め，今一度，日本の患者のため，経済や財政のため，医療のために本当に必要なことについて問題点を整理して，皆で考えていく土壌をつくるための議論が重要だと思います．

若子　日本には現在，約31万人の薬剤師がいますが，毎年，新たに9000人以上の薬剤師が誕生しています．OECDのデータを見ると，カナダ全土で2015年から2019年の4年間に薬剤師は150人程度しか増えていません．一方で，日本では年間で9000人から1万人のペース，4年間で3万人から4万人増える計算となります．私自身，そのトレンドに戦慄

すら覚えます．

益山　OECD のデータによると，2000 年から日本の薬剤師数だけが急激に増えています．2000 年以前も，多かったとはいえ，突出はしてはいませんでした．現在，世界の中で薬剤師の輩出数は独走状態です．私の大学で，日本病院薬剤師会の桒原健先生が講義をされた際に，学生たちに日本の出生数を問われたのです．2019 年に 90 万人を下回った中で，今後も毎年 1 万人近くの薬剤師が誕生するとなると，25 年後，30 年後には日本人の 90 人に 1 人は薬剤師という時代が来るかもしれません．現実的な話ではないかもしれませんが，90 人に 1 人特別な免許は与えられたとしても，それ見合う給料は与えられない可能性があります．そうすると，高いお金を払って私立の薬学部に入る必要があるのか，やはり薬剤師の数は適正化に動かざるを得なくなるというようなお話をされています．名城大学の長谷川洋一先生も薬剤師の需給予測を調査されていますが，そのデータでも薬剤師は余るという予測を明確に示されています．

　では，この状況に対して何ができるのか．幸いというと語弊がありますが，高齢者になると薬物療法との付き合いは十中八九必要になります．どんなに健康だとは言っても，長く生きれば生きるほど疾患や薬と関係なく生きていける人はほぼいなくなります．そういった人たちに対して，どうすれば薬剤師の知識や技能をしっかりと提供できるのかを，今から学問として体系化していく必要があると思います．

若子　現場の空気感はどのような感じなのでしょうか．

益山　残念ながら，学生の就職先は研究職から病院や薬局にシフトしているのに，いまだに基礎研究を重視する大学が多い状況に変わりはありません．基礎研究や物化生等の基礎科目が不要という意味ではなく，薬学生だからこそ学ばなくてはならない基礎科目の内容とは何なのかという議論に行き着いていない気がします．薬学部が 6 年制になった現在，3 年生くらいまでに基礎を学んだ上で，臨床の学習に進んでいくことは非常に大事だと思うのですが，医学部と異なり，薬学部では国家試験対応のために，6 年間を通じて基礎の科目を勉強し続け，病院や薬局に行くときに，やっとそこから臨床の本格化がスタートすることになるわけです．

　大学で論文の書き方を学んできたと基礎研究の人たちは言うかもしれませんが，学生たちの将来のためには，どういった種類の論文を読むの

かも重要になります．薬局や病院では，薬を調剤して渡すだけではなく，患者の様子や患者のデータを見ることはとても大事です．最近では様々なデータも公開されていますので，そういった情報に興味を持って，地域や患者さんをよくするために，自分には何ができるだろうかという思考に立ち返らなくてはなりません．患者さんが困っていることを解決するために，基礎科目から何が解決できるのかという思考を養う教育が求められていくでしょう．

薬剤師国家試験の課題 ───

若子 薬学という学問が広い学問領域を抱えている性質上，必須科目や進級試験に基礎科目や物理化学を残すのは仕方がないと思います．しかし，臨床で働く人材を養成しなくてはいけない後半の2年半ほどの期間でこれらの科目に多大な努力を注ぐのはあまりに現実離れしていると思います．例えば，国家試験の出題範囲からは除外する一方で，3年次，5年次の進級試験には必ず基礎科目を出題することなども検討すべきではないでしょうか．

益山 若子先生のおっしゃる通り，基礎科目は重要ですが，最後の2年間で学ぶことが適切なのかという問題はあると思います．現在，国立以外の大学は，最後の1年間は国家試験対策が中心です．それ自体に問題はないのですが，その勉強の中身を社会に必要なものに変えていかなくてはなりません．国家試験に合格した人たちは，臨床現場で必要な勉強にしっかり取り組んできたのだと周囲に理解されるものに変えていく必要があると思います．リフィルの問題や，薬物療法に移った患者さんに対して何日後に再受診するかという問題について，なぜ2週間なのか，なぜ1ヵ月なのか，なぜ半年なのかということを，薬剤師がエビデンスをもって語れるようにしないといけません．高血圧であれば，患者自身が自宅で血圧をチェックした上でおかしいと思えば受診する．さらに，自分が何のために薬を飲んでいるのかを把握することが必要でしょう．むしろ目的意識を持たずに薬を飲んでいてもアドヒアランスは向上しないので，患者の意識を薬剤師が変えていくことも必要になってくると思います．

若子 国家試験については，実技試験が試験科目に含まれていないこともおかしいと思います．薬剤師の知識を患者や地域の人たちに対してきちんと

アウトプットできることを証明してはじめて薬剤師としての免許が与えられるのが筋ではないでしょうか.

益山 ご指摘の通りだとは思いますが, おそらく実技の問題を作成できる先生の数は, カナダと比べると, 日本は相当少ない気がします. また, 語弊があるとは思いますが, 日本にはそれを評価できる先生が少ないという問題もあるように思います. おそらくカナダのように毎年少数の薬剤師しか生まれない状況であれば, 実技を含め, 皆にレベルの高いことを教えられると思うのですが.

若子 薬局の現場ではほとんど使わない知識を, 国家試験対策のために必死になって勉強している学生たちが年間1万人くらい存在しています. その時間を, どうすれば薬剤師の地位が向上するかとか, どうすれば薬剤師はより多くの仕事を任せてもらえるのだろうかという問題意識をもって議論する時間に費やしてもいいのではないでしょうか. また, 今後の薬剤師には, 英語論文の読解力, さらには海外の学会で発表できるだけの英語力が必要になると思います. 来日している外国人対応など, 少なくとも, 英語で説明できるようになるために時間を使うことも1つのアイデアかもしれません.

益山 今後は, 外国人が患者になることも多いと想定されますので, 薬剤師にも英語力が求められるようになるでしょう. 少し余談にはなりますが, 外国人が日本の健康保険に加入できるようになると, 今の日本人と同様に, ちょっとした体調不良でも病院に行くようになることが想定されます. そうなると, 3割負担のため薬局よりも薬が安価に購入できる, さらに薬局よりも安心できるという状況にもなってきます. その意味でも, 今後はセルフケア, セルフメディケーションがより重要になってきます. 今は誰もが簡単に病院で受診できる状況ではありますが, それでは経済は追いついていかないでしょう. 病気を治すのが先なのか, 経済が先なのかという議論に答えを出すことは難しいとは思いますが, 病院を受診しようと判断するレベルについての教育が必要だと思います. いつでも病院に行けるように, 医療費の引き上げに目をつむりましょうということは, 国民は嫌がるでしょう. まずは医療人がきちんと考える必要があると思いますし, 国民の知識の調整も必要だろうと感じます.

薬学生・薬剤師の将来に希望はあるのか？　―――

若子　医師や薬剤師だけではなく，国民の意識も変えていく必要がありますね．そうした意識を養う必要がある中で，薬剤師や薬学生の将来には希望はあるのでしょうか．

益山　残念ながら，今は，日本の薬剤師の未来に対しては明るい材料が見つからないというのが正直なところです．学生たちがどう考えているかですが，実は私もそれがよく分からないのです．私は，3年生の初回の法規の講義で君たちはこれからどう生きるのかという話をしています．日本の薬局数のデータなどを学生に見せて，このような状況で，君たちは本当に未来を展望できるのかという話をするのですが，それに反応する学生は少ないですね．私の意図を理解して，未来志向をしている学生は少しずつ増えては来ているものの，まだまだ少ないのが現状です．

　各大学では就職率100％などといって，製薬企業や薬局の就職率をデータとして出しています．先輩からも薬局だったら余裕で入れるから心配する必要はないよと言われると，あまり自分の未来に不安は覚えていないように感じます．一方で，薬局で実習する時期になって，自分のやりたい仕事とは違うと思った学生は病院を目指したりします．逆に自分は病院では働きたくないという学生もいます．病院薬局の実務実習が，将来どこで働きたいのかという確認に使われている感もあります．実習で現場をみて初めて病院に行くのか薬局に行くのか，それ以外に行くのかと考えるのですが，とりあえずどこかに就職できればいいと思っている．病院に行く・薬局に行くにしても，どういう病院・薬局でどのように働きたいかをしっかり考えて欲しいと思います．

　例えば，自分の知識などで患者のセルフケア，セルフメディケーションを助けたいからドラッグストアに行きたいという学生がたまにいます．ドラッグストアを目指すことはよいことですが，一度も臨床現場を経験せずに，患者さんから頭が痛いと相談されたときに，この薬がいいですよと適切なアドバイスができるのでしょうか．病院で患者さんと話をして，薬の治療の実態や，患者さんがどういう症状で来ているのか，検査値はどうかなど，様々な現場の状況を勉強した上でドラッグストアに行ったほうがいいと勧めると，そこで初めて考え直す学生もいます．

本来であれば，病院薬剤師になるとこんなことがあるとか，製薬企業を目指すのであれば，最近はノバルティスファーマやファイザーなどの大手外資企業に就職できる人はこれくらいの人数だから，薬剤師資格に加え，英語やその他のスキルもできるようになる必要があるし，スイスやアメリカの研究所に採用されるためには，誰よりも勉強しなくてはいけないといったキャリアパスを1年生のころから提示してあげないといけません．5年生や6年生になったときに研究者になりたいと思っても，日本では大手は雇ってくれるところがないと気づいても遅いのです．

若子 薬学生の段階で問題意識を持つことは難しいとは薄々は感じていましたが，なかなか難しい状況だと言わざるを得ない気がします．その背景には，薬剤師が医療従事者として十分に活躍できていない現状もあると思います．若い薬剤師が薬局や医療機関で，将来に不安を感じずに伸び伸びと働けていけるのかなと心配しています．この本を学生さんたちに読んでもらうことで，少しでも希望をもってもらいたいと思っています．

益山 本当にそうですね．カナダの薬剤師は素晴らしいとか，海外ではこのように薬剤師が活躍しているという紹介ではなく，それらを咀嚼して，日本人に何が必要かを感じ取って，1人1人がアクションを起こしていかないと何も変わらないというメッセージをぜひ打ち出して欲しいと思います．

若子 カナダの薬局では，卒後1年目の薬剤師が普通に切り盛りしています．保険請求から調剤に監査に，情報収集と，医師への処方提案も全部しています．ある意味では，これが1つの到達点だと思いますし，そこを目指して日本も頑張らないといけません．本日は貴重なお時間をいただきありがとうございました．

編注：本対談はオンラインで開催．

あとがき

　本書の作成にあたり，薬局と薬剤師にまつわる様々なトピック
を太平洋の向こうと比べて論じるコラムを書き始めてから3年も
経過していたことに気づき，驚きを覚えています．不定期連載の
コラムを繋いだ本書が，起承転結やオチのない印象になってし
まったことをお詫びいたします．

　コラムの原稿を加筆修正するに際して，出版社の担当者と方針
を話し合いながら，薬局業界以外の方々も読める仕様に大幅に書
き直すべきか随分と悩みました．医薬分業の仕組みから丁寧に解
説した上で，地域医療全体のあるべき姿を描きながら，薬局や薬
剤師は十分に活用されていない"資源"のようなものだ，と説く
作品を書くことも私にとっては魅力的でした．また，患者や地域
にとって最善・最適となる医療には薬局と薬剤師の活用が必須に
なるとの理解が少しでも広がれば，多くの方々と医療政策を論じ
る際の土台になると考えました．いかに病院の勤務医を過重労働
から解放するのか，いかに医療制度を持続可能にするのか，多く
の課題に取り組むためには霞が関だけではなく，広く市民が参加
する議論が必要です．そのためにも薬局という身近な施設が本来
はもっと重要な役割を果たせることを知っていただき，医療政策
を語る出発点にできればとも望みました．

　しかしそのためには，前提として薬剤師と薬局業界にその重い
責任を引き受ける覚悟が必要です．その覚悟と当事者意識が，
30万人以上いる薬剤師の中で醸成されていないのではないか，

と思い至りました．また，若い薬剤師や薬学生たちの間では，「保険薬局やドラッグストアなら就職はできるから大丈夫，薬学生は安泰だよ」と先輩から後輩へと連綿と語り継がれているという由々しき噂も聞き，やはり本書は薬，薬剤師，薬局という共通項を共有する人々へ向けることにしました．

　あとがきに新しい情報を盛り込むことが望ましくないのは承知ですが，薬剤師の数について，簡潔に補足しておきたいと思いますので，少しお付き合いください．

　カナダでは2016年に4万2500人だった薬剤師数は，2020年には4万2651人と僅か150人ほど増えたに過ぎません．この間にカナダの総人口が増加していることも加味すれば，実質的にほとんど変化がなかったと言って間違いありません．では，日本ではどうでしょうか．2016年から2018年までに薬剤師数は2万3000人増加し，2018年には31万人を超えました．厚生労働省の「平成30年（2018年）医師・歯科医師・薬剤師統計の概況」によれば最新のトレンドで9966人の増加，つまり毎年1万人近くの薬剤師が誕生していることになります．毎年3％ずつ増えていく．これは，それほど大した数字ではないのでしょうか．

　以下のグラフは欧州，北米諸国を含むOECDの国々で，2000年から2017年までの間に薬剤師の数がどのように推移したのかを示しています．カナダにドットが1つしかないように見えるのは，17年間，人口当たりの薬剤師数が全く変わっていないからです．薬学部，薬科大学の卒業生だけでなく，移民の薬剤師が海外からやってくることも踏まえ，計算通りと言わんばかりに，医療提供者としての薬剤師の数を厳密にコントロールしている様子が窺えます．

　一方，左端の日本は人口当たりの薬剤師数が突出して多いのですが，数の多さのみならず，さらに異様な，際立った状況をお分

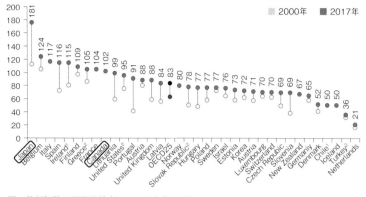

図　薬剤師数の国際比較（人口10万人当たり）

かりいただけると思います。17年間の急激な伸びです。この傾
向に恐怖を覚えない薬剤師はいるのでしょうか。大学で社会薬学
や臨床薬学を教えておられる先生方には，この事実を薬学生に伝
えていただきたいと願っています。薬学部，薬科大学を擁する学
校法人の皆さんには，薬剤師が余り，価値を理解してもらえず国
民からそっぽを向かれる日が来たとき，入学者数がどのような影
響を受けるのかを想像していただきたいと思います。

　がんの5年生存率など様々な指標で示されるように，日本の医
療の質は高いと評価されています。しかし，高齢化の進展と労働
人口の減少により，今のままでは維持が不可能なのは明白です。
2018年にGDPの10.9%であった医療費は，2030年には12.1%に
達し，金額にして60兆円を優に超えるでしょう。保険料を上げ
続けるのか，必要なはずの医療を諦めてもらうのかの二者択一と
は限りません。地域包括ケアシステムの構築へ向けて医療費の伸
びを鈍化させ，全体として質を妥協することなく医療を持続させ
られるかはタスクシフティングの最後の受け皿になる薬局と薬剤
師次第ではないでしょうか。

医薬分業元年が1974年として，45年経過した今でも，薬剤師の職能の範囲は大きくは変わっていません．この間，医療技術は革新的に進歩し，また太平洋の向こうカナダでは薬剤師がワクチンを接種し，抗生物質を処方する時代になりました．

　私は，日本でも薬剤師が専門職として自律的な改革を示せるならば，医療の中心で活躍する未来が来ると考えています．国民と「どうしたら医療費を抑えつつ，必要な医療を確保できるか」という議論を重ね，最終的に皆が納得できるような施策に落とし込む過程をリードしましょう．業界団体，職能団体や関係省庁を揺さぶるほど大きなこの国民の声を結集するとき，薬剤師の未来進行形に私たちが追いつくことができると信じています．

薬剤師の未来進行形

対物業務を超えて，世界標準の薬局を目指して──

2020年12月10日　第1刷発行

著　者　若子 直也

発　行　株式会社薬事日報社

　　　　〒101-8648 東京都千代田区神田和泉町1番地
　　　　電話　03-3862-2141（代表）
　　　　URL　http://www.yakuji.co.jp/

デザイン・制作　クニメディア株式会社

Ⓒ 2020　Naoya Wakako　Printed in Japan.　ISBN978-4-8408-1539-0

落丁・乱丁本は送料小社負担にてお取替えいたします。
本書の複製権は株式会社薬事日報社が保有します。